Neuromuscular Disease

Case Studies from Queen Square

神经肌肉疾病

Queen Square 国家医院病例精粹

Neuromuscular Disease
Case Studies from Queen Square

神经肌肉疾病
Queen Square 国家医院病例精粹

原　著　Hadi Manji
　　　　Chris Turner
　　　　Matthew R.B. Evans

主　译　汪仁斌
　　　　汪　伟

北京大学医学出版社

SHENJING JIROU JIBING: Queen Square GUOJIA YIYUAN BINGLI JINGCUI
图书在版编目（CIP）数据

神经肌肉疾病：Queen Square 国家医院病例精粹 /（英）哈迪·曼吉（Hadi Manji），（英）克里斯·特纳（Chris Turner），（英）马太·R.B. 艾文思（Matthew R.B. Evans）原著；汪仁斌，汪伟主译. —北京：北京大学医学出版社，2021.2
书名原文：Neuromuscular Disease：Case Studies from Queen Square
ISBN 978-7-5659-2350-0

Ⅰ.①神… Ⅱ.①哈… ②克… ③马… ④汪… ⑤汪…
Ⅲ.①神经肌肉疾病－病案－汇编 Ⅳ.① R746

中国版本图书馆 CIP 数据核字（2021）第 022042 号

北京市版权局著作权合同登记号：图字：01-2020-7222

First published in English under the title
Neuromuscular Disease: Case Studies from Queen Square
edited by Hadi Manji, Chris Turner and Matthew R.B. Evans
Copyright © Springer-Verlag London Ltd., 2017
This edition has been translated and published under licence from
Springer-Verlag London Ltd., part of Springer Nature.

Simplified Chinese translation Copyright © 2021 by Peking University Medical Press.
All Rights Reserved.

神经肌肉疾病：Queen Square 国家医院病例精粹

主　　译：汪仁斌　汪　伟
出版发行：北京大学医学出版社
地　　址：（100083）北京市海淀区学院路 38 号　北京大学医学部院内
电　　话：发行部 010-82802230；图书邮购 010-82802495
网　　址：http://www.pumpress.com.cn
E-mail：booksale@bjmu.edu.cn
印　　刷：北京强华印刷厂
经　　销：新华书店
责任编辑：畅晓燕　　责任校对：靳新强　　责任印制：李　啸
开　　本：787 mm×1092 mm　1/16　印张：12.75　字数：310 千字
版　　次：2021 年 2 月第 1 版　2021 年 2 月第 1 次印刷
书　　号：ISBN 978-7-5659-2350-0
定　　价：135.00 元
版权所有，违者必究
（凡属质量问题请与本社发行部联系退换）

译者名单

主　译　汪仁斌　汪　伟

译　者（按姓名汉语拼音排序）

边　洋（中国人民解放军总医院第六医学中心）

董明睿（中日友好医院）

段晓慧（中日友好医院）

金苏芹（山东大学第二医院）

李　颖（首都医科大学附属北京安贞医院）

孟令超（北京大学第一医院）

孙　青（中日友好医院）

汪仁斌（中日友好医院）

汪　伟（中日友好医院）

王　璐（中日友好医院）

王　韵（首都医科大学附属北京朝阳医院）

严　莉（中日友好医院）

姚　生（中国人民解放军总医院第六医学中心）

张伟赫（中日友好医院）

译者前言

我们非常荣幸地参与由英国 Queen Square 国家医院 Hadi Manji、Chris Turner 和 Matthew R.B. Evans 教授编写的《神经肌肉疾病：Queen Square 国家医院病例精粹》（*Neuromuscular Disease：Case Studies from Queen Square*）的翻译工作。Queen Square 国家医院是现代神经病学的发源地，是世界著名的神经肌肉疾病诊治研究中心。神经肌肉疾病涵盖了多种病因所致的周围神经、神经肌肉接头和骨骼肌疾病；因其病因多样，诊断及鉴别诊断内容繁杂，涉及的诊断技术包括神经电生理、神经影像、神经免疫、神经病理及遗传学等，常常是神经科的疑难病、少见病。这本神经肌肉疾病病例精粹由众多典型病例组成，不仅病种涵盖广泛、内容丰富，而且读起来非常有趣味性，让人不知不觉就跟着前辈专家们的经验来锻炼自己的临床诊断思维。该书不仅适合于神经肌肉疾病亚专科医师，对于其他亚专科的神经科医师、神经科住院医师以及其他内科医师都具有参考价值，希望本书的出版能为各科临床医师提供借鉴之处。

本书由全国多家三甲医院神经科神经肌肉疾病领域的专科医师共同翻译完成，在此感谢这些译者——姚生、李颖、王韵、孟令超、边洋、金苏芹、张伟赫、严莉、董明睿、段晓慧、孙青和王璐博士。没有他们的辛勤劳动和付出，就不可能有本书稿的付梓。

原著的写作是基于英国人的文化背景和语言特点，有些双关语和表达方式，我们尽最大程度忠实原文，同时结合我们的阅读及理解习惯进行了个别必要的修改。因参与翻译的医师翻译经验有限，本书翻译过程中难免有疏漏、错误之处，希望同道们海涵指正。

汪仁斌　汪　伟
中日友好医院神经内科
2020 年 9 月

原著序一

　　我感到非常荣幸，能够拜读由 Hadi Manji、Chris Turner 和 Matthew R.B. Evans 教授编写的 Queen Square 国家医院有关神经肌肉疾病的病例研究精粹。神经肌肉疾病领域中的相关知识在过去 50 年中不断地快速更新与增长。本书精心筛选了周围神经病、神经肌肉接头疾病以及骨骼肌疾病的病例，其独特的优势是融合了临床、神经电生理、免疫、遗传以及病理等各个方面。只有像 Queen Square 国家医院这样有非常著名的神经肌肉疾病中心，才能拥有如此丰富的病例来完成这一目标。作者们熟练地强调了如何进行患者的临床管理，如何选择关键性的诊断性检查，以及给予合适的治疗。

　　我曾非常荣幸地与本书作者之一（Hadi Manji）一起工作过，有幸感受过他的幽默和专业。他曾由 P.K. Thomas 教授推荐来与我工作过一段时间，我们合作得卓有成效。我很高兴地看到他一如既往地持续产出非常优秀的工作成果。本书涵盖的是经常被忽略的领域，将对普通神经科医师以及神经专科培训的实习医师及住院医师非常有用。对于本书的出版，衷心向其作者们表示祝贺。

Gerard Said，MD，FRCP

神经病学教授

Salpetriere 医院

法国，巴黎

原著序二

我在 Queen Square 国家医院担任临床见习医生时是三年级医学生，在这段时间里临床神经病学引起了我的兴趣。MacDonald Critchley、Russell Brain、Dennis Williams、Chris Earle、William Goody 等的日常临床演示给我留下了不可磨灭的印象。我懂得了要进行临床诊断，很大程度上取决于病史（有时辅以神经系统检查），偶尔辅以神经诊断性检查。很高兴看到今天的后辈仍延续前辈们的精神，同样充满乐趣地探寻临床病例的起因。主编 Manji、Turner 和 Evans 汇集了一系列非常有趣的神经肌肉病例来编写本书，这些病例不仅可以快速阅读，并且在关键诊断要点上给人留下深刻的印象。这些病例简明扼要地呈现了神经病理学、神经影像学、神经免疫学、神经分子学和其他实验室数据，并附有重要参考文献的支持。文中每个标题恰如其分地介绍了这些案例，例如"一位患共济失调的女性——Hickam 格言之例证""再振作现象"和"寥若晨星般罕见的疾病"。我本来不打算全部阅读，却无法自抑。在此之前，也许有人可能会通读一本神经病学教科书，但之后能够通读一本著作的可能性便很少有了。本书就是一本可以并且应该通读的书：高级临床医生可确保他们不会漏诊某些情况（我预计大多数人会这样），住院医师和专培医师可借此来填补他们在临床经验方面的不足，医学生们可在临床医师指导下帮助塑造自身的诊断敏锐度。有趣且可读性强的医学书籍并不多，本书就是其中之一，我相信读者会喜欢的。这本书献给 P.K.Thomas 教授、John Morgan-Hughes 博士（我在 Queen Square 国家医院的高级带教）和 Anita Harding 教授，也将为那些了解这些场景的人们带来美好的回忆。他们会自豪地以自己的名字来介绍这本书。

Robert C. Griggs，MD，FANN
神经病学、内科、儿科、病理科与临床实验室教授
人体实验治疗中心
Rochester，纽约

原著前言

神经肌肉系统疾病包括周围神经、肌肉、神经肌肉接头和前角细胞疾病。对这些异质性疾病进行分组非常有帮助，因为它们经常表现出重叠的临床体征和症状，甚至对最有经验的临床医生也可能产生诊断挑战。在 1999 年的一项流行病学研究中（MacDonald 等），最常见的 9 种神经系统疾病中有 4 种涉及神经肌肉系统。反之，神经肌肉系统描述的神经系统疾病范围最广，包括许多遗传学定义的周围神经病和肌病。神经肌肉疾病也一直处于开发新的基因治疗的先锋。最近，阿他卢仑（Ataluren）已被欧洲药品管理局批准用于部分患有 Duchenne 型肌营养不良症的患者，并且可能是许多新的神经肌肉疾病治疗方法中的第一个。

历史上，神经肌肉疾病不仅位于神经系统解剖结构的外周部分，也是临床医生和中央资助机构关注的边缘。2009 年英国议会跨党派事务组（All Party Parliamentary Group）有关肌营养不良症的文件——"获得专业的神经肌肉护理服务：沃尔顿报告"，强调了英国神经肌肉疾病患者的需求与可用服务之间的差距。

这种文化是由其他神经系统亚专业的多年显著发展而促成的，例如运动障碍、多发性硬化、癫痫和痴呆。在国家医院，这种突出的表现至少部分是由于几名学者的开创性工作所致；他们包括运动障碍领域的 David Mardsen 教授（他与 Adrian Wills 合著了 Queen Square 的第一本案例丛书）、多发性硬化症领域的 Ian MacDonald。

然而，时代在变，在 P.K. Thomas 教授（周围神经）、Morgan-Hughes 博士（骨骼肌）和 Anita Harding 教授（遗传学）建立的坚实基础下，神经肌肉疾病患者的研究和管理在国家医院得到了发展。由 Michael Hanna 教授和 Mary Reilly 教授牵头的 MRC 神经肌肉疾病中心于 2008 年成立。2014 年，英国首家神经肌肉综合护理中心（Neuromuscular Complex Care Centre，NMCCC）开业。

我们在本书中同时着重描述了常见的和罕见的神经肌肉疾病病例，其目的是激发读者兴趣，并教育不同层次的神经科医生。此外，我们希望这本书能够阐述神经肌肉疾病领域中广泛的疾病谱系以及令人振奋的诊断和治疗前景。

英国　伦敦
2015 年 12 月

Hadi Manji
Chris Turner
Matthew R.B. Evans

原著者名单

Anupam Bhattacharjee, BSc, PhD, MBBS, MRCP Department of Neurology, Royal Free Hospital, London, UK

Sebastian Brandner, MD Division of Neuropathology and Department of Neurodegenerative Disease, National Hospital for Neurology and Neurosurgery, UCL Institute of Neurology, London, UK

Matthew R.B. Evans, MBBS MRC Centre for Neuromuscular Diseases, National Hospital for Neurology and Neurosurgery, London, UK

Sonia Gandhi, BA, BMBCh, MRCP, PhD Sobell Department of Motor Neuroscience and Movement Disorders, UCL Institute of Neurology, London, UK

Michael G. Hanna, BSc, MBChB, ECFMG, MRCP, MD MRC Centre for Neuromuscular Diseases, National Hospital for Neurology and Neurosurgery, London, UK

Janice L. Holton, PhD, MBChB, FRCPath Division of Neuropathology, National Hospital for Neurology and Neurosurgery, UCLH, London, UK

Alejandro Horga, MD MRC Centre for Neuromuscular Diseases, National Hospital for Neurology and Neurosurgery, London, UK

Robin Howard, PhD, FRCP MRC Centre for Neuromuscular Diseases, National Hospital for Neurology and Neurosurgery, London, UK

Zane Jaunmuktane, MD Division of Neuropathology and Department of Neurodegenerative Disease, National Hospital for Neurology and Neurosurgery, UCL Institute of Neurology, London, UK

Dimitri M. Kullmann, MA, DPhil, FRCP, FMedSci, FFICM MRC Centre for Neuromuscular Diseases, National Hospital for Neurology and Neurosurgery, London, UK

Matilde Laurá, MD, PhD MRC Centre for Neuromuscular Diseases, National Hospital for Neurology and Neurosurgery, London, UK

Michael P. Lunn, MA, MBBS, FRCP, PhD MRC Centre for Neuromuscular Diseases, National Hospital for Neurology and Neurosurgery, London, UK

Mohamed Mahdi-Rogers, MD, MRCP Department of Neurology, King's College Hospital, London, UK

Hadi Manji, MA, MD, FRCP MRC Centre for Neuromuscular Diseases, National Hospital for Neurology and Neurosurgery, London, UK

Kin Y. Mok, MB, BS, FRCP (Edin), PhD Department of Molecular Neuroscience, UCL Institute of Neurology, London, UK

Jasper M. Morrow, FRACP, MBChB MRC Centre for Neuromuscular Diseases, National Hospital for Neurology and Neurosurgery, London, UK

Ross Nortley, MB, BCh, BAO (Hons), MRCP MRC Centre for Neuromuscular Diseases, National Hospital for Neurology and Neurosurgery, London, UK

Richard W. Orrell, BSc, MB, ChB, MD, DCH, FRCP MRC Centre for Neuromuscular Diseases, National Hospital for Neurology and Neurosurgery, London, UK

Matthew J. Parton, MA, MB, BChir, PhD, FRCP MRC Centre for Neuromuscular Diseases, National Hospital for Neurology and Neurosurgery, London, UK

Rahul Phadke, MBBS, MD, FRCPath Division of Neuropathology, National Hospital for Neurology and Neurosurgery, London, UK

Robert D.S. Pitceathly, MB, ChB MRC Centre for Neuromuscular Diseases, National Hospital for Neurology and Neurosurgery, London, UK

Rosaline Quinlivan, BSc (Hons), MBBS, DCH, FRCPCH MRC Centre for Neuromuscular Diseases, National Hospital for Neurology and Neurosurgery, London, UK

Shamima Rahman, MA, BM, BCh, PhD, FRCP, FRCPCH UCL Institute of Child Health, London, UK

Sanjeev Rajakulendran, BSc, MRCP, PhD Department of Neurology, National Hospital for Neurology, London, UK

Dipa L. Raja Rayan, MA, MBBS, MRCP MRC Centre for Neuromuscular Diseases, National Hospital for Neurology and Neurosurgery, London, UK

Mary M. Reilly, MD, FRCP, FRCPI MRC Centre for Neuromuscular Diseases, National Hospital for Neurology and Neurosurgery, London, UK

Chris Turner, FRCP, PhD MRC Centre for Neuromuscular Diseases, National Hospital for Neurology and Neurosurgery, London, UK

Umesh Vivekananda, MA, MBBS, MRCP MRC Centre for Neuromuscular Diseases, National Hospital for Neurology and Neurosurgery, London, UK

Yehani Wedatilake, MBBS, MRCP, MSc, FRCPath UCL Institute of Child Health, London, UK

Michael S. Zandi, MA, MB, BChir, MRCP, PhD MRC Centre for Neuromuscular Diseases, National Hospital for Neurology and Neurosurgery, London, UK

献给 *P.K. Thomas* 教授、*John Morgan-Hughes* 博士和
Anita Harding 教授

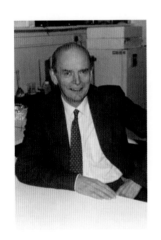

P.K. Thomas 教授

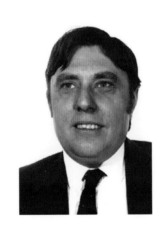

John Morgan-Hughes 博士

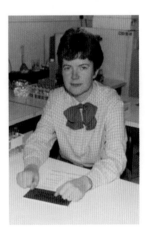

Anita Harding 教授

目 录

第一部分

周围神经、神经肌肉接头和运动神经元疾病

病例 1
一位无法穿高跟鞋的女子

Mohamed Mahdi-Rogers，Matilde Laurá，Mary M. Reilly

严莉 译 汪仁斌 校

病史

患者为 44 岁女性，自幼行走困难，伴运动发育迟滞和步态异常。患者 10 岁之前不能跑步，上学期间不擅长运动，以后逐渐发展出高弓足，穿鞋困难。5～8 岁期间表现为足尖行走。青少年时期依然有步态异常，无法穿高跟鞋。患者十多岁时接受了双足矫正手术。最近 20 年开始使用脚踝支架。患者的上肢症状表现为偶有系纽扣和提拉链困难，但 42 岁以后上肢症状显著加重。

患者母亲诊断有遗传性周围神经病，症状与患者相似。没有其他相关家族史。

体格检查

体格检查提示患者有高弓足和爪形趾（图 1.1），以及手术瘢痕。可以用足尖站立，但不能用足跟站立。双侧跟腱挛缩。

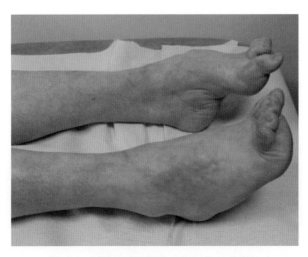

图1.1 双侧远端肌萎缩，高弓足，爪形趾

查体可见双侧上、下肢远端均有肌萎缩，以右侧第一背侧骨间肌（dorsal interossei，DIO）明显。右侧第一背侧骨间肌和双侧小指展肌（abductor digiti minimi，ADM）有轻度力弱。拇短展肌（abductor pollicis brevis，APB）和其他上肢肌肉力量正常。下肢双踝背屈明显力弱。腱反射消失。浅感觉检查提示右侧尺神经分布区针刺觉减弱，其他部位正常。双踝振动觉减弱。其他神经系统体格检查正常。

辅助检查

常规血液学检查　包括血糖、维生素 B_{12}、叶酸、同型半胱氨酸、甲基丙二酸、甲状腺功能以及抗核抗体（anti-nuclear antibody，ANA）均正常。血清电泳未发现副蛋白。

神经电生理检查　见表 1.1 和表 1.2。

表 1.1　感觉和混合神经传导检查	右侧（μV）	左侧（μV）
正中神经（指 3- 腕）	无反应	无反应
尺神经（指 5- 腕）	无反应	无反应
尺神经（腕 - 肘上）	无反应	无反应

表 1.2　运动神经传导检查	右侧	左侧
正中神经（表面电极置于 APB）		
DML	8.0 ms	8.4 ms
CV（腕 - 肘）	19 m/s	19 m/s
CMAP（腕）	6.3 mV	6.2 mV
CMAP（肘）	4.8 mV	6.3 mV
尺神经（表面电极置于 ADM）		
DML	8.5 ms	7.0 ms
CV（掌 - 腕）	—	16 m/s
CV（腕 - 肘下）	14 m/s	15 m/s
CV（肘下 - 肘上）	11 m/s	—
CMAP（掌）	—	5.5 mV
CMAP（腕）	2.6 mV	4.8 mV
CMAP（肘下）	2.3 mV	4.5 mV
CMAP（肘上）	2.5 mV	—

DML，远端运动潜伏期（distal motor latency）；CV，传导速度（conduction velocity）；CMAP，复合肌肉动作电位（compound muscle action potential）

<u>结论</u>

上、下肢感觉神经传导未引出波形；运动传导速度上、下肢呈均一性减慢，伴远端运动潜伏期延长和运动波幅（CMAP）降低或消失。除此之外还有右侧尺神经病变，但病变节段不易确定。针极肌电图（此处未显示）提示双侧第一背侧骨间肌（first dorsal interossei，FDIO）神经源性损害，右侧似乎更重。

基因学检查　染色体 17p11.2 区域有 1.4 Mb 重复突变（包含 *PMP22* 基因）。

诊断

Charcot Marie Tooth 1A 型（CMT1A）周围神经病叠加右尺神经病变。

讨论

结合患者的临床症状和家族史，CMT1A 的可能性最大，基因检测亦证实此诊断。神经电生理检查提示运动神经传导速度均一减慢，远端运动潜伏期延长，感觉动作电位未引出。这些均与 CMT1A 相符。右尺神经支配区存在的孤立麻木感与 CMT 不符，后来出现进行性右侧第一背侧骨间肌无力，诊断右尺神经病变。经过右肘部尺神经减压术后，右手症状得以改善。

患者病史中，有多条线索提示其患病时间很长，因此病因学方面更倾向于遗传性而非获得性疾病。如患者的运动发育迟滞、运动能力欠佳、足尖行走、十几岁时不能穿高跟鞋等特征均提示遗传性而非获得性周围神经病。体格检查显示的爪形趾、高弓足、跟腱挛缩、远端肌萎缩、无力均与 CMT1A 表现相符。尽管 CMT 患者可能没有感觉损害的症状或体征，但 CMT 最敏感的感觉体征是远端振动觉减退，亦与本患者相符。

CMT1A 是人群中最常见的 CMT 形式，占所有 CMT 的 70%，是由于 17 号染色体 *PMP22* 基因发生重复突变导致。此病通常呈常染色体显性遗传，但大约 10% 的患者缺乏家族史，提示此突变亦存在散发。对于 CMT1 患者而言，如果有明确的常染色体显性遗传家族史，或者表现为"散发性"病例，或者存在明确的男传男遗传（排除 X 连锁遗传），那么其最可能的诊断是 CMT1A。

正如本例患者所见，CMT 患者在 20 岁前的最常见症状是下肢运动障碍，诸如行走困难、足部畸形。典型的异常体征包括远端肌肉萎缩无力、足部畸形、腱反射低下或消失、末梢感觉缺失。对于肢体远端严重无力的 CMT 患者，会出现膝跳现象（knee bob sign），这是由于患者先有踝背屈无力，继之跖屈无力所致。当静止站立时出现膝盖上下跳动的现象，被认为是踝跖屈无力的可靠证据。膝跳现象提示典型的 CMT 进展，并导致严重的功能障碍。

CMT1 的典型神经电生理学特征是正中神经和尺神经的运动神经传导速度（motor conduction velocity，MCV）低于 38 m/s，伴感觉神经动作电位（sensory nerve action potential，SANP）降低或消失。神经活检显示洋葱球样结构的形成，提示髓鞘损伤和再生过程。目前由于基因检测的广泛应用，并不需要神经活检来作出诊断。

CMT1A 是一种缓慢进展的周围神经病，通常寿命正常，但常需足踝矫形器，偶需拐杖帮助行走。

参考文献

Reilly MM, Murphy SM, Laurá M. Charcot-Marie-Tooth disease. J Peripher Nerv Syst. 2011;16:1–14.

Rossor AM, Murphy S, Reilly MM. Knee bobbing in Charcot-Marie-Tooth disease. Pract Neurol. 2012;12(3):182–3.

Rossor AM, Polke JM, Houlden H, Reilly MM. Clinical implications of genetic advances in Charcot-Marie-Tooth disease. Nat Rev Neurol. 2013;9:562–71.

病例 2
寥若晨星般罕见的疾病

Matthew R. B. Evans, Zane Jaunmuktane, Sebastian Brandner, Hadi Manji

严莉 译 汪仁斌 校

病史

患者是一位 25 岁的女性银行职员,来自巴西,在英国已居住 5 年。主因右足底痛 18 个月,其后 6 个月发生同样的左足底痛而就诊。患者有夜间足部痉挛。最近出现由右足到小腿的麻木感,伴尖锐刺痛,影响睡眠和行走。患者在之后 2 个月出现间断手部感觉异常,以及由肘部向前臂内侧的放射痛。

体格检查

患者步态蹒跚,Romberg 征阳性。

脑神经和上肢检查正常。触诊发现患者右侧桡浅神经增粗。

在下肢,趾短伸肌(extensor digitorum brevis,EDB)萎缩。下肢肌力和膝踝反射正常。足跖反应呈屈曲。

双踝关节处关节位置觉和振动觉减弱。右小腿中段以下和左踝以下针刺觉减退。

其余一般查体未见异常。

辅助检查

血液学检查 仅发现红细胞沉降率(erythrocyte sedimentation rate,ESR)增快(33 mm/h,参考值 1 ~ 20 mm/h),其余未见异常。

血清蛋白电泳发现多克隆 γ 球蛋白增加,未见副蛋白。

脑脊液检查 白细胞计数和蛋白质含量正常,寡克隆区带阴性。

神经电生理检查 见表 2.1 和表 2.2。

表 2.1 感觉和混合神经传导检查	波幅 （μV）	起始潜伏期 （ms）	峰潜伏期 （ms）	传导速度 （m/s）
右正中神经（指 3- 腕）	8.0	2.5	3.2	50
右尺神经（指 5- 腕）	7.0	2.1	2.1	52.5
右桡神经	1.3	—	—	40
左正中神经	8.0	—	—	50
左尺神经	3.5	—	—	45
左桡神经	无反应			
右腓肠神经（小腿–踝）	无反应			
右腓浅神经（小腿–踝）	无反应			
左腓肠神经（小腿–踝）	无反应			
左腓浅神经（小腿–踝）	无反应			

表 2.2 运动神经传导检查	右侧	左侧
正中神经（表面电极置于拇短展肌）		
DML	2.9 ms	—
CV（腕–肘）	58 m/s	—
CMAP（腕）	4 mV	—
CMAP（肘）	4 mV	—
F 波潜伏期	26 ms	—
右腓总神经（表面电极置于趾短伸肌）		
在踝和膝部刺激均无反应		
右腓总神经（表面电极置于胫前肌）		
DML	3.3 ms	—
CV（腓骨颈–踝）	52 m/s	—
CMAP（腓骨颈）	3 mV	—
CMAP（腘窝）	2.5 mV	—
胫后神经（表面电极置于蹈展肌）		
DML	3.4 ms	4 ms
CMAP（踝）	1.3 mV	1.2 mV
F 波潜伏期	58.5 ms	57.2 ms
左腓总神经（表面电极置于趾短伸肌）		
DML	5.6 ms	—

表 2.2　运动神经传导检查（续）		
	右侧	左侧
CV（腓骨颈−踝）	52 m/s	—
CMAP（踝）	0.6 mV	—
CMAP（腓骨颈）	0.5 mV	—
F 波潜伏期	无反应	—

DML，远端运动潜伏期；CV，传导速度；CMAP，复合肌肉动作电位

同心针极 EMG（右侧胫前肌）　未见纤颤和束颤。运动单位动作电位（motor unit action potential，MUAP）时限正常或增宽伴多相波中度增多，大力收缩时干扰相减少。

结论

支持多发性周围神经病，桡神经损害尤其严重。提示多灶性周围神经病而非长度依赖性周围神经病。

神经活检　见图 2.1。

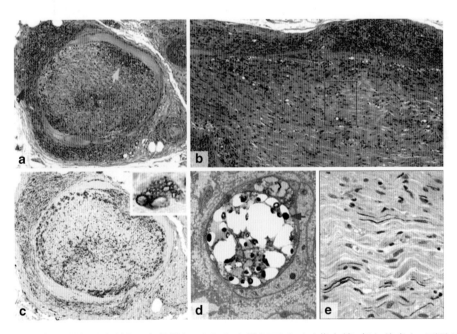

图 2.1　腓肠神经活检。图示神经束的横切面（**a**）和纵切面（**b**）（苏木精−伊红染色）。可见显著的神经束周炎症（**a** 中的蓝色箭头）和程度稍轻的神经束内炎症（**a** 中的黄色箭头）。浸润的炎症细胞包括 T 淋巴细胞、B 淋巴细胞（未显示），以及大量 CD68 阳性巨噬细胞（**c**）。神经内膜可见较多巨噬细胞含有大量泡沫样胞质（见 **c** 中插图）。电镜显示巨噬细胞内有大量麻风分枝杆菌（**d**，红色箭头显示其中一个杆菌）。用 SMI31 抗体（**e**，**b** 中的蓝色方框）对神经纤维进行免疫染色，可以看到神经束内的神经纤维明显减少。比例尺：**a** 和 **c** 是 200 μm，**b** 是 150 μm，**c** 中插图是 2 μm，**d** 是 2 μm，**e** 是 30 μm

诊断

瘤型麻风。

讨论

此例患者的临床表现和神经电生理检查提示痛性多发性单神经病，这通常预示有炎症或血管炎性反应。鉴别诊断包括血管炎、遗传性压力易感性神经病（hereditary neuropathy with liability to pressure palsies，HNPP）（但此病通常呈无痛性），以及癌性、淋巴瘤性、肉瘤浸润性疾病。麻风病的诊断线索是由于触诊发现神经增粗，且患者来自巴西。其他神经增粗的病因包括慢性炎性脱髓鞘性多发性神经病（chronic inflammatory demyelinating polyneuropathy，CIDP）、CMT1A、HNPP、Refsum病、淀粉样变性周围神经病、肿瘤浸润和神经纤维瘤病。

世界每年约有 50 万新发麻风病例，80% 发生于印度、巴西、尼泊尔、莫桑比克、马达加斯加等地。英国每年大约有 15 例新发病例，多是来自印度次大陆的患者。

本病的潜伏期比较长，本例患者的潜伏期是 2 ~ 5 年。因此多数患者的诊断是滞后的，往往在就诊时已出现明确的神经损伤。

感染麻风分枝杆菌后的病变性质和进展，取决于患者的免疫反应。在细胞免疫应答强的患者易形成结核样结节。而免疫应答弱的患者，则易形成更易于传染的麻风类型，如瘤型麻风。交界型则会表现出上述两种反应的特征。

结核样麻风的临床特征包括无痛性皮损（包括色素减退或红斑）和单神经病。易受累及的神经包括（受累概率依次降低）：尺神经、胫后神经（近内踝部位）、腓总神经（腓骨小头附近）、正中神经、面神经、眶上神经和耳大神经。这些神经均有可能表现为神经增粗。

在易传染麻风类型中，经常有温度较低区域的皮肤和神经受累，如耳垂、面部、足底、手掌和睾丸。神经受损经常从手、足部位起病，呈进行性发展，间或叠加多发性单神经病。手足畸形和难治性营养性溃疡很常见。鼻黏膜经常有大量细菌浸润，这也是长时间密切接触传染的原因。睾丸受累导致男性不育和乳房女性化。

麻风的诊断依靠皮肤裂隙涂片、皮肤或神经活检。

本例为单纯神经炎性麻风病，为结核样和交界型麻风病，无皮肤受累。

通过多药治疗方案，麻风病是完全可以治疗的。常用药物包括氨苯砜、利福平和氯法扎明。糖皮质激素一般用于治疗自发性或治疗相关性麻风反应。神经病学上，这些将表现为加重的神经损伤和疼痛。

参考文献

Gunatilake S, Settinayake S. Leprosy. Pract Neurol. 2004;4:194–203.

病例 3

一位患共济失调的女士——Hickam格言*之例证

Michael P. Lunn

严莉 译 汪仁斌 校

病史

患者为 76 岁女性，因"快速进展的感觉功能障碍和步态不稳"就诊。有轻度糖尿病和高血压病史。

起病之初表现为右侧胸部和乳房下部疼痛。虽然未出现相关皮疹，仍按"带状疱疹"给予阿昔洛韦治疗。数周后患者出现足部穿鞋区域烧灼痛，并在随后的 6 周内出现步态不稳，需坐轮椅，否认肌无力现象。

患者被诊断为周围神经病，开始阿米替林治疗。足部仍有间断的严重烧灼痛和蚁爬感，渐发展成麻木感。2 个月后，患者在数周内出现上肢协调运动障碍，不伴无力和感觉异常。

问诊时患者诉 2～3 个月内体重降低 1 英石（约 6.35 kg），偶有口干现象。

基于临床表现为进行性共济失调，辅助检查抗核抗体（ANA）、可提取核抗原（extractable nuclear antigens，ENA）阳性（anti-Ro 阳性，anti-La 阴性），患者被诊断为干燥综合征（Sjögren's syndrome）合并糖尿病性假性手足徐动症，开始泼尼松龙和麦考酚酯治疗。

体格检查

患者需扶助站立。左下肢共济失调程度重于右下肢。在辅助平衡的前提下，患者可以用足尖和足跟站立。

脑神经正常。肢体肌力、肌张力正常。腱反射消失，跖反射正常。腕和臀部本体

---

* 译者注：Hickam 格言（Hickam dictum），是指患者出现多种症状时其潜在病因可能不仅只有一种，而是多种病因所致。

11

感觉减退。从下肢到肋缘下振动觉减弱。右上肢 $C_6 \sim C_8$ 节段针刺觉减低，且躯干和下肢的针刺觉呈长度依赖性减低。

乳腺检查正常。右侧腋窝区充盈明显，但未触及孤立的淋巴结肿大。胸部、心血管和腹部检查正常。

辅助检查

血液学检查 提示 ENA 阳性（＋Ro，－La），ANA 阳性（1:1260）。其他炎性标志物、全血细胞计数及分类、肝肾功能均正常。HbA1c 轻度升高 6.8%（正常 < 6.5%）。抗神经元抗体、抗神经节苷脂抗体及 HIV 均阴性。维生素 B_6 113 nmol/L（正常 30 ~ 144 nmol/L），维生素 B_1 99 nmol/L（正常 66 ~ 200 nmol/L），维生素 B_{12} 518 pg/ml（正常 191 ~ 663 pg/ml）。同型半胱氨酸和甲基丙二酸水平正常。

神经电生理检查 见表 3.1。正中神经、尺神经、腓总神经和胫神经的运动神经传导检查均正常。

表 3.1 感觉和混合神经传导检查				
	右侧		左侧	
	μV	m/s	μV	m/s
桡神经（前臂-腕）	4	58	无反应	
正中神经（指 2-腕）	无反应		2	47
正中神经（指 3-腕）	无反应		2	45
正中神经（掌-腕）	无反应		8	39
尺神经（指 5-腕）	无反应		无反应	
尺神经（掌-腕）	无反应		无反应	
腓肠神经（小腿-踝）	无反应		无反应	
腓浅神经（小腿-踝）	无反应		无反应	

结论

重度全身性感觉性多发神经病或神经元病。

影像学检查 胸部 X 线正常。胸部 CT 提示右侧腋窝内融合软组织肿块。正电子发射断层扫描（PET）显示在右侧腋窝和胸膜腔前后的上胸部有广泛的放射性物质（FDG）浓集组织。

针刺活检　提示转移性非角化性鳞状细胞癌。

诊断

副肿瘤性背根神经节病。尽管原发部位可能是肺和头颈区，但最终未找到原发灶。

治疗

尽管未找到原发灶，患者仍接受了针对鳞状细胞癌的高剂量化疗。6 个周期结束后评估，肿瘤完全缓解，神经系统症状也没有进一步恶化。9 个月评估时患者神经系统症状仍没有改善，仍不能脱离轮椅。

讨论

患者最终诊断为快速进展的感觉神经病 / 神经元病。结合病情进展速度和严重程度，高度怀疑副肿瘤综合征。鉴别诊断包括干燥综合征（也是该患者最初的诊断）、淋巴瘤、维生素 B_6 中毒以及特发性感觉神经元病。

本病例不乏有趣之处，从中获得的经验如下。首先，起病之初应该尽可能寻找各种可能导致疼痛的原因，带状疱疹应该作为一个排除性诊断来考虑。其次，由于 ENA 阳性，神经系统症状容易被归因于干燥综合征，但 ENA 阳性并非干燥综合征的特异性诊断指标。此外，糖尿病性假性手足徐动症是极罕见的疾病，不应该首先考虑此病。

副肿瘤综合征是由于机体罹患肿瘤引起的疾病或症状，但这些症状并非由于肿瘤细胞自身直接造成。推测是由于肿瘤细胞释放的免疫因子，或机体对肿瘤细胞产生的免疫反应，最终对终末组织造成损害，从而引起一组症状或体征。人们推测引起损害的直接作用物质是抗体、T 细胞或其他可溶性分子，但均很难被分离鉴定出来。人们已经报道了许多与副肿瘤综合征相关的抗体（例如 anti-Hu、anti-Yo、anti-Ri），这些抗体与一组症状性疾病有关，如感觉神经元病、边缘叶脑炎、斜视性眼阵挛肌阵挛综合征。它们也与一些潜在的肿瘤类型有关，如小细胞癌、乳腺癌和卵巢癌，但这些抗体和肿瘤类型之间尚缺乏明确的对应关系。许多首次报道的抗体是针对细胞内抗原，但其致病机制仍不清楚；人们推测这类抗体仅是一个表象，可能有 T 细胞参与疾病的发病机制。人们也渐渐发现许多针对细胞表面抗原和受体的抗体，这类抗体似乎可以直接发挥作用。这其中，首先是在 Lambert Eaton 肌无力综合征患者中发现电压门控钙通道抗体，近期又在边缘叶脑炎患者中发现细胞表面通道抗体如电压门控钾通道抗体、NMDA 受体抗体和甘氨酸受体抗体。

副肿瘤性感觉神经元病是与肿瘤相关的一种严重、罕见、致残的疾病。症状一旦出现就很难恢复。但肿瘤的早期治疗可阻止此病症状进展。此病多与小细胞肺癌相关，也有与其他类型肿瘤相关的报道。人们已经证实副肿瘤性感觉神经元病与抗 Hu 抗体有关。本例患者的特殊之处，不是由于缺乏相关抗体，而是其与鳞状细胞癌并存，对此罕有报道。由于此患者感觉神经元病与鳞状细胞癌共存，且快速进展，肿瘤治疗后神经系统症状停止进展，因此认为二者是相关的。

干燥综合征是一种结缔组织病，可以原发，也可以继发于另一种结缔组织病。疾病通常导致机体外分泌腺炎症，出现口干、眼干。干燥综合征是一个临床诊断，6 项标准中，满足 4 项即可做出诊断，包括症状性黏膜干燥、ENA 阳性、唇腺活检提示炎症反应等。有报道干燥综合征与感觉神经元病、小纤维神经病、脊髓病和感觉运动性周围神经病等有关。作者认为上述情况很罕见，仍需排除其他诊断的可能性。本例患者诊断为干燥综合征是基于 ENA 阳性、轻度口干（阿米替林治疗后），这导致了误诊，延误了正确诊断。此外，此患者临床表现的假性手足徐动症被归因于"糖尿病性假性手足徐动症"；在不伴严重肌无力的情况下，糖尿病不会造成粗纤维的严重受损而导致传入功能障碍，继而产生假性手足徐动症。当糖尿病与假性手足徐动症共存时，更稳妥的思路是不认为它们之间存在因果关系。

与 Occam 剃刀理论 * 相反，Hickam 格言指出：一个患者可以有多个诊断。本例患者即同时患有糖尿病、拟诊的干燥综合征和鳞状细胞癌，而且相互之间无关联性。

参考文献

Berkowitz AL, Samuels MA. The neurology of Sjögren's syndrome and the rheumatology of peripheral neuropathy and myelitis. Pract Neurol. 2014 Feb;14(1):14-22.

Darnell RB, Posner JB. Paraneoplastic syndromes. New York: Oxford University Press [2011].

Hilliard AA, Weinberger SE, Tierney LM, Midthun DE, Saint S. Occam's Razor versus Saint's Triad. N Engl J Med. 2004; 350:599-603.

---

* 译者注：Occam 剃刀理论（Occam's Razor），在对患者的临床症状进行归因时，如非必要，尽量一元论解释。

病例 4
一位患非帕金森病震颤的女士

Anupam Bhattacharjee，Rahul Phadke

严莉 译 汪仁斌 校

病史

患者为 76 岁女性，双上肢震颤缓慢进展 15 年。接受评估前 8 年开始出现步态不稳，夜间尤著；当沐浴洗发时需扶着浴室的墙壁才能保持稳定。5 年前出现双足麻木，并于 3 年内逐渐发展至膝部。同时出现行走时双足"拍打"地面的现象，且有时会摔倒在人行道上。近 1 年出现双手麻木且持物无力。

体格检查

伸直上肢时有粗大震颤，没有锥体外系体征。步态不稳，宽基底步态，需扶物行走。

双侧第一背侧骨间肌和胫前肌均有明显萎缩。按 MRC 分级法，双侧第一背侧骨间肌、小指展肌、拇短展肌、拇长屈肌肌力 4 级；在下肢，踝背屈和跖屈肌力 1 级。

除了右侧肱二头肌反射存在外，其余深腱反射均消失。

上肢针刺觉、振动觉和本体感觉正常。下肢膝以下针刺觉减退，踝以下振动觉和关节位置觉减退。由于患者严重站立不稳，即使睁眼也无法站立，故 Romberg 试验无法完成。

辅助检查

血液学检查 全血细胞计数、尿素氮、电解质、肝功能、血糖、自身免疫指标[抗核抗体（ANA）、抗中性粒细胞胞质抗体（ANCA）、可提取核抗原（ENA）、双链 DNA（dsDNA）]以及红细胞沉降率（ESR）、C 反应蛋白（CRP）均正常。血清蛋白电泳和免疫固定法提示 IgM 4.11 g/L（正常 0.4 ～ 2.3 g/L），有 2 条独立的 IgM kappa（κ）副蛋白条带。

抗髓鞘相关糖蛋白（myelin-associated glycoprotein，MAG）抗体阳性。

神经电生理检查　四肢的感觉神经动作电位（SNAP）和复合肌肉动作电位
（CMAP）均降低。上肢的运动神经传导速度（MCV）介于 38 ～ 45 m/s 之间，下肢的
MCV 介于 28 ～ 34 m/s 之间。未见传导阻滞或波形离散。右侧桡神经远端运动潜伏期
（distal motor latency，DML）为 7 ms，而 MCV 为 42 m/s。

诊断

抗髓鞘相关糖蛋白（MAG）神经病。

讨论

本例患者病史较长，表现为非常缓慢进展的震颤，继之以显著的步态不稳和远端
肌无力。这是经典的抗 MAG 抗体神经病的临床表现。

起病症状为上肢姿势性震颤，这是提示脱髓鞘而非轴索病变的有用线索。此后患
者在出现感觉（麻木、感觉异常）和运动障碍之前，先出现步态不稳。如果忽略这些
前驱症状的话，这种进行性感觉运动性周围神经病（这些更常见）更易被考虑为长度
依赖性周围神经病，易被误认为轴索性周围神经病。

显著的震颤和步态不稳提示脱髓鞘性周围神经病。因此，主要的鉴别诊断包括慢
性炎性脱髓鞘性多发性神经根神经病（CIDP）。遗传性脱髓鞘性周围神经病也要加以
考虑，尽管后者初始表现为震颤的情况极其少见。

脱髓鞘性周围神经病常伴有副蛋白，这似乎并非偶然事件，但尚不清楚二者之间
的因果关系。副蛋白的检测应该使用常规电泳和免疫固定电泳两种方法。发现副蛋白
血症后，要注意排除潜在的血液系统病变，如骨髓瘤或 Waldenström 巨球蛋白血症。

大约 50% 的周围神经病合并 IgM 单克隆 γ 球蛋白血症患者，可以检测到与 MAG
结合的 IgM（κ 轻链）抗体。MAG 在中枢和周围神经髓鞘中都存在。特异性抗 MAG
抗体检测需要单独进行，本例患者 Buhlmann ELISA 法检测显示抗 MAG 抗体强阳性。

本例患者也显示了抗 MAG 神经病患者的典型神经系统改变。神经传导检查显示，
尽管有 SNAP 和 CMAP 的一定程度降低（提示轴索损害），但主要的异常改变是 MCV
的广泛性降低，提示脱髓鞘性周围神经病。此外，右桡神经 DML 显著延长，损伤程度
与其 MCV 下降程度不成比例。这一现象也是典型抗 MAG 周围神经病的表现。

有些抗 MAG 抗体阳性患者的临床表现不像本例患者这样典型，如果神经传导检
查也有疑问，此时就需要考虑腓肠神经活检。典型的神经活检表现如图 4.1 所示。抗
MAG 神经病患者的神经活检中，易于发现活动性的髓鞘损伤征象，诸如髓鞘崩解、轴
索裸露、薄髓鞘纤维等。活动性的轴索变性也可以见到。慢性脱髓鞘特征包括洋葱球
样改变、冗余的髓鞘环和（或）异常增厚的髓鞘节段。若在髓鞘部位见到 IgM 免疫染
色阳性，则高度提示 IgM 副蛋白血症性周围神经病，尽管这一指标并无特异性。由于

施万细胞外层形成不良，导致髓鞘形成周期延长，进一步导致髓鞘排列稀疏，表现为主要致密线之间的髓鞘间隙增宽。50% ～ 90% 的 IgM κ 副蛋白血症性周围神经病患者都可见到这些超微结构异常，通常合并抗 MAG 抗体阳性。

抗 MAG 抗体相关神经病的治疗效果欠佳。已经尝试过的标准治疗方法包括使用类固醇、静脉注射免疫球蛋白和环磷酰胺等免疫调节治疗。也有证据表明使用利妥昔单抗进行抗 B 细胞治疗，但疗效不一。

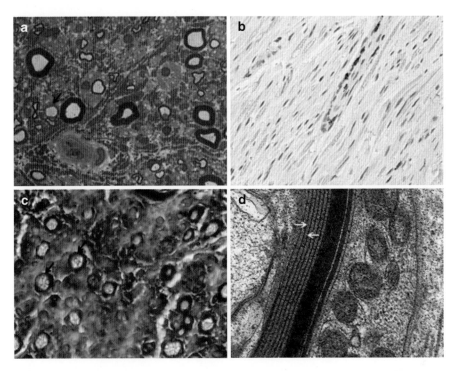

图 4.1　一例 IgM κ 蛋白阳性的抗 MAG 周围神经病患者的腓肠神经活检。树脂包埋切片提示中等程度的有髓纤维脱失。散在的薄髓鞘有髓纤维提示存在髓鞘再生。**a.** 髓鞘染色不良（箭头示），提示异常的髓鞘包绕。**b.** 散在的神经内膜下 CD3 ⁺ T 淋巴细胞。**c.** 数个神经轴索的髓鞘外层 IgM 染色强阳性（箭头示）。**d.** 电镜显示特征性的异常髓鞘包绕，髓鞘排列稀疏，是由于髓鞘主要致密线之间的间隙增大所致（箭头示）。（图片由 Zane Jaunmuktane 和 Sebastian Brandner 友情提供）

参考文献

Nobile-Orazio E, Meucci N, Baldini L, Di Troia A, Scarlato G. Long-term prognosis of neuropathy associated with anti-MAG IgM M-proteins and its relationship to immune therapies. Brain. 2000;123:710–7.

病例 5

一位患克罗恩病的化妆师

Sonia Gandhi，Hadi Manji

严莉　译　汪仁斌　校

病史

患者为 36 岁女性，右利手，因缓慢起病的右手无力就诊。作为一名化妆师，患者描述工作时感到困难，如握笔、写字、使用喷雾时。没有疼痛、麻木或感觉异常。没有面部或其他肢体的神经系统症状。

患者 31 岁时被诊断为克罗恩病（Crohn's disease），最初使用硫唑嘌呤、美沙拉秦、甲氨蝶呤治疗，但患者均无法耐受或无效。本次就诊前 6 个月患者开始使用英利昔单抗（infliximab）治疗，已完成了共计 5 个周期的治疗。同时患者还有甲状腺功能减退症、缺铁性贫血、维生素 B_{12} 和叶酸缺乏症（继发于克罗恩病）。

患者平时的治疗药物包括叶酸、维生素 B_{12} 替代治疗、左甲状腺素 50 μg/d、奥美拉唑 10 mg/d。

否认明确的家族史。

体格检查

神经系统检查提示右上肢部分肌肉肌力减退为 4 级，包括桡侧腕屈肌、指浅屈肌、第 1 和 2 指深屈肌、拇长屈肌、拇短展肌、拇对掌肌。无肌肉萎缩或肌束颤动。感觉系统检查正常。双侧腱反射正常。其余脑神经、左上肢及双下肢均无明显异常。全身检查正常。

辅助检查

血液学检查 包括全血细胞计数、肝肾功能、甲状腺功能、维生素 B_{12} 和叶酸、葡萄糖、抗核抗体（ANA）、抗中性粒细胞胞质抗体（ANCA）、可提取核抗原（ENA）、免疫球蛋白水平均正常，副蛋白正常或阴性。红细胞沉降率（ESR）增快 102 mm/h（正常 1～20 mm/h）。抗 GM1 抗体阴性。

神经电生理检查　如表 5.1 和表 5.2 所示。

表 5.1　感觉神经传导检查	右侧		左侧	
	μV	m/s	μV	m/s
桡神经（前臂-腕）	85	66	—	—
正中神经（指 2-腕）	22	54	32	58
正中神经（指 3-腕）	29	53	—	—
尺神经（指 5-腕）	16	57	—	—
外侧皮神经（肘-前臂）	8	61	—	—

表 5.2　运动神经传导检查	右侧	左侧
正中神经（表面电极置于拇短展肌）		
DML	3.2 ms	3.1 ms
TLI	0.39	—
CV（腕-肘）	56 m/s	59 m/s
CV（肘-腋下）	48 m/s	66 m/s
CV（腋下-Erb 点）	72 m/s	—
CMAP（腕）	16.4 mV	13.2 mV
CMAP（肘）	16.3 mV	13.3 mV
CMAP（腋下）	3.1 mV	13.3 mV
CMAP（Erb 点）	3.1 mV	—
F 波最短潜伏期（腕）	不确定	25.0 ms

DML，远端运动潜伏期；TLI，末端潜伏期指数；CV，传导速度；CMAP，复合肌肉动作电位

结论

神经电生理检查证实右侧正中神经肘上段出现明显的运动传导阻滞，且分别影响到了正中神经主干（拇短展肌记录显示传导阻滞）和前骨间神经（拇长屈肌记录亦显示传导阻滞）功能。正中神经体感诱发电位正常，提示阻滞处的粗感觉纤维未受影响。腕部正中神经轴索兴奋性测试显示了异常的模式，即所谓扇形收缩式（fanning-in）超极化电紧张模式和不应期延长。这些均与腕部神经部分轴索存在传导阻滞的典型表现一致。左上肢和双下肢的感觉、运动神经传导正常。

右侧肘部磁共振成像（MRI）　传导阻滞区域 T_2 像显示正中神经信号增高，有轻度强化，提示炎症性改变。

诊断

伴传导阻滞的多灶性运动神经病，继发于英利昔单抗治疗。

治疗

患者就诊时首先停用了英利昔单抗，在随后的 4 个月内症状完全恢复。神经系统检查在 1 年内恢复正常。起病 8 个月后复查神经电生理提示右正中神经的传导阻滞现象完全缓解，相应受支配的肌肉肌电图（electromyography，EMG）正常。

讨论

抗肿瘤坏死因子 α（TNF-α）是治疗类风湿关节炎和炎症性肠病的一大进展。但自其广泛应用以来，已经报道了一系列与其相关的神经系统副作用，包括中枢神经系统炎性脱髓鞘疾病，例如横贯性脊髓炎、视神经炎和多发性硬化。已报道的累及周围神经系统的并发症包括吉兰-巴雷综合征、慢性炎性脱髓鞘性多发性神经根神经病（CIDP）、小纤维多神经病、伴传导阻滞的多灶性运动神经病。有几篇报道分析了药物治疗和神经症状出现的时间相关性，以及再次用药后症状复发的情况，结果强烈提示抗 TNF 治疗和脱髓鞘疾病之间的因果关系。然而，这些文献病例也同时存在一些干扰因素，例如许多采用抗 TNF-α 治疗的疾病，其本身就合并有神经系统疾病（如周围神经病），以及某些神经系统疾病（如多发性硬化）本身就有复发-缓解的病程特点，尽管停用了抗 TNF-α 制剂，某些症状仍会持续。

最大的一篇文献综述（Solomon 等，2011），观察了 151 例与抗 TNF-α 治疗相关的新发神经系统并发症，包括 64 例中枢神经系统（CNS）异常、18 例孤立性视神经炎、69 例神经肌肉综合征。在 64 例 CNS 异常中，大多数（62%）暴露于依那西普（etanercept）（抗 TNF-α 受体拮抗剂）。在周围神经系统病变中，67% 暴露于英利昔单抗，且症状出现于治疗开始后 6 个月内（66%）。神经电生理检查出现异常，最常见的诊断是吉兰-巴雷综合征（GBS），其次是伴传导阻滞的多灶性运动神经病（multifocal motor neuropathy with conduction block，MMNCB）（占 12%）。约半数患者单独使用了静脉注射免疫球蛋白（intravenous immunoglobulin，IVIG）或合并使用了其他免疫抑制剂治疗。对于周围神经系统疾病，1 年后复查显示 37% 的患者得以缓解，53% 有部分改善或稳定，10% 的患者存在缓解-复发过程。

MMNCB 是一种非对称性运动神经病，在数月至数年内进展。诊断依赖于神经电生理检查发现多灶性部分性运动传导阻滞。约半数病例合并抗 GM1 抗体阳性。Barber 等（2010）曾经描述了一例英利昔单抗诱发的 MMNCB，并于文献中描述了 6 例其他类似的病例。

将这 7 例患者与我们本例患者综合分析，我们描述了英利昔单抗诱发 MMNCB 的一些临床特征（基于已经报道的 8 例患者）。患者平均年龄 43 岁（34～60 岁），男性 5 例，女性 3 例，基础疾病包括类风湿关节炎、克罗恩病、强直性脊柱炎、银屑病性关节炎、化脓性汗腺炎、多发性关节炎和慢性丙型肝炎并发冷蛋白血症。英利昔单抗治疗的平均时间为 5.5 个月（4～10 个月，有文献记载）。所有病例均符合 MMNCB 的神经电生理诊断标准。其中 3 例抗 GM1 抗体阳性。

对 7 例患者进行了治疗和随访。所有患者均停用了英利昔单抗。其中 2 例症状自行消失，5 例给予 IVIG 治疗，1 例使用血浆置换。英利昔单抗诱导的 7 例 MMNCB 均完全恢复。

总之，在抗 TNF 治疗过程中，中枢和周围神经系统脱髓鞘并发症都有可能发生。有证据表明，在易感人群中（由于其自身免疫性），抗 TNF 制剂是触发神经系统炎症的原因，且一旦出现，疾病复发的概率虽小但显著。因此，如果在抗 TNF-α 治疗背景下出现新的炎性脱髓鞘病变，则应迅速停用该制剂。总体来说，英利昔单抗诱发的周围神经系统疾病预后较好，尤其是 MMNCB 病例。

参考文献

Barber C, Lee P, Steinhart H, Lazarou J. Multifocal motor neuropathy with conduction block following treatment with infliximab. J Rheumatol. 2010;37:1778–80.

Solomon AJ, Spain RI, Kruer MC, Bourdette D. Inflammatory neurological disease in patients treated with tumour necrosis factor alpha inhibitors. Mult Scler J. 2011;7(2):472–87.

病例 6
不是开玩笑的事

Michael P. Lunn

段晓慧 译 汪仁斌 校

病史

患者为 27 岁男性，表现为数天内进展性四肢迟缓性瘫痪伴腱反射消失。患者自诉几周前曾有双臂及腿部无力。既往很长一段时间内曾有自残、抑郁、过量服药及自杀企图。有少量饮酒史，否认任何常规用药史。自述对对乙酰氨基酚（扑热息痛）、青霉素、辣椒、糖及其他一些药物性和非药物性物质过敏。值得一提的是，患者陈述最近有过数次因为复发性髌骨脱位到急诊室重新固定的就诊史，因为对止痛药过敏故采用吸入麻醉。

体格检查

住院期间，脑神经检查正常。

下肢近端及远端肌力均减弱，且较上肢明显。四肢腱反射不能引出。

感觉系统查体，上肢肘以下、下肢腹股沟以下针刺觉减弱。足趾深感觉（关节位置觉和音叉振动觉）减弱。

辅助检查

血液学检查 γ-谷氨酰转移酶（GGT）升高，维生素 B_{12} 81 pg/ml（正常 191～663 pg/ml），叶酸正常。维生素 B_{12} 在 4 天内被快速补充到正常范围，同时同型半胱氨酸水平正常 8 μmol/L（正常 5～15 μmol/L）。

脑脊液（CSF）检查 正常，白细胞计数 $2/mm^3$，蛋白质 0.33 g/L（正常 0.25～0.4 g/L）。

神经电生理检查 见表 6.1 和表 6.2。

表 6.1 感觉和混合神经传导检查			
	左侧		
	波幅（μV）	起始潜伏期（ms）	峰潜伏期（ms）	传导速度（m/s）
正中神经	5.0	3.0	3.6	41
尺神经	3.0	2.6	3.5	41
桡神经	16	1.5	2.2	55
腓肠神经	无反应			

表 6.2 运动神经传导检查	
	右侧
正中神经（表面电极置于拇短展肌）	
DML	4.3 ms
CV（腕-肘）	38 m/s
CV（肘-腋下）	48 m/s
CMAP（腕）	6.3 mV
CMAP（腋下）	6.3 mV
F 波最短潜伏期（腕）	50.2 ms
尺神经（表面电极置于小指展肌）	
DML	3.2 ms
CV（腕-肘以下）	41 m/s
CV（腕-肘以上）	40 m/s
CMAP（腕）	9.1 mV
F 波最短潜伏期	39.4 ms

DML，远端运动潜伏期；CV，传导速度；CMAP，复合肌肉动作电位

同心针极肌电图
<u>右股内侧肌</u>：偶有纤颤电位。随意运动未见运动单位电位。

<u>右胫骨前肌</u>：大量纤颤电位和正锐波。随意运动未见运动单位电位。

<u>右腓肠肌（内侧头）</u>：多发纤颤电位和正锐波。随意运动未见运动单位电位。

结论
感觉运动神经脱髓鞘性神经病，近端和远端均累及。

病程进展

静脉注射免疫球蛋白（IVIG）2 g/kg 治疗 5 天后，患者肢体力量有改善，可拄拐行走。

患者出院后没有再继续药物治疗，肌力又快速下降，9 个月后对 IVIG 或泼尼松龙无反应，又再次住院。此次住院表现为明显的迟缓性瘫痪且不能站立，并伴有腰部以下各种感觉消失。

复查电生理指标有所改善，但上肢诱发电位提示中枢性传导延迟（下肢反应未引出）。**腓肠神经活检**提示轴索丢失和血管闭塞，未见脱髓鞘改变（图 6.1）。**复查血化验**提示维生素 B_{12} 108 pg/ml（正常 191 ～ 663 pg/ml），同型半胱氨酸 115 μmol/L（正常 5 ～ 15 μmol/L），甲基丙二酸 1.18 μmol/L（正常 ＜ 0.29 μmol/L）。

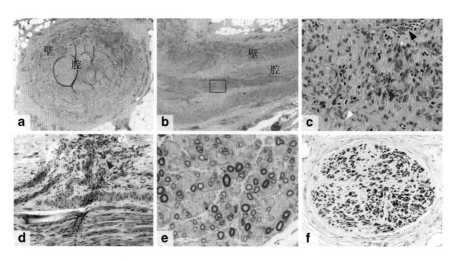

图 6.1 腓肠神经和毗邻血管活检的形态学表现。大动脉（a ～ c）：苏木精-伊红（H&E）染色切片显示大动脉的横断面（a）和纵切面（b），其管腔被致密纤维组织和成纤维细胞所填充。高倍镜下（c，b 中的蓝色方框）反应性成纤维细胞增殖更显著，负载含铁血黄素的巨噬细胞（蓝色箭头）频繁可见，内腔有极少量再通（黑色箭头），内弹性膜碎裂（白色箭头）。腓肠神经（d ～ f）：苏木精-伊红（H&E）染色切片（d）提示神经外膜内看见新生血管（红箭头）。亚甲基蓝活性（MBA-BF）染色半薄树脂切片（e）显示神经束内大直径的有髓纤维轻度丢失，偶见活跃期轴索变性（黄箭头）和再生簇（绿色箭头）。SMI31 抗体免疫染色显示一个神经束内轴索密集，表明无髓神经纤维保存较好（f）。比例尺：a 和 b 200 μm，c 50 μm，e 30 μm，d 和 f 80 μm。（图片由 Zane Jaunmuktane 和 Sebastian Brandner 友情提供）

诊断

脊髓亚急性联合变性伴周围神经病。

讨论

患者用自身暴力致膝盖骨脱臼，以便进入医疗服务部门获得氧化亚氮（N_2O）（笑气）麻醉。他在家也滥用笑气并自制吸入系统，以实现短期持续"快感"。N_2O 通过氧化作用使维生素 B_{12} 的钴胺素失活而达到完全抑制维生素 B_{12} 的代谢途径。这会导致神经系统病变、脊髓病或者大脑受损。尽管患者已经接受了适当的治疗，医生对他患病的原因进行了充分的说明和解释，并明确地告知他永远不要再接触 N_2O，不幸的是，他继续出现在英国各地多个急诊科要求使用 N_2O 麻醉。

该类疾病的恢复是非常缓慢和有限的，甚至留下后遗症状。慢性 N_2O 中毒通常来源于娱乐使用。中毒往往见于有明显维生素 B_{12} 缺陷的患者，即使只接触一次 N_2O 药品麻醉（现在很少使用）也会患病。

神经活检的病理改变很可能是由于维生素 B_{12} 缺乏导致的，这一现象已被长久认识到。Hamilton 和 Nixon（1921）证明髓鞘越厚的有髓神经纤维对维生素 B_{12} 缺乏导致的病损越敏感。"病理组织学图片提示髓鞘持续受损，而没有轴索变性。周围神经系统维生素 B_{12} 缺乏曾被认为主要损伤神经髓鞘，但由于潜在脊髓症状而通常未被注意到"。随后陆续有一些类似的案例报告和系列描述，而现在该病几乎处于被遗忘的状态。目前还没有明确证实 N_2O 致病的病理机制，但明显升高的同型半胱氨酸与血管阻塞相关（如本病例所述），缺血性损伤影响大直径有髓神经纤维会早于小直径纤维。

参考文献

Greenfield JG, Carmichael EA. The peripheral nerve in cases of subacute combined degeneration of the cord. Brain. 1935;58:483–91.

Hamilton AS, Nixon CE. Sensory changes in the subacute combined degeneration of pernicious anaemia. Arch Neurol (Chic). 1921;6:1.

McCombe PA, McLoud JG. The peripheral neuropathy of vitamin B12 deficiency. J Neurol Sci. 1984;66:117–26.

Steiner I, et al. Sensory peripheral neuropathy of vitamin B12 deficiency: a primary demyelinating disease? J Neurol. 1988;235:163–4.

Torres I, Smith WT, Oxnard CE. Peripheral neuropathy associated with vitamin B12 deficiency in captive monkeys. J Pathol. 1975;105:125.

病例 7

一位商业男士的腿部水肿和足部疼痛

Michael S. Zandi, Zane Jaunmuktane, Sebastian Brandner, Hadi Manji
段晓慧 译 汪仁斌 校

病史

一位 60 岁公司董事逐渐出现右腿外侧疼痛，蔓延至右足外侧，随后出现麻木及感觉异常，右足背屈力弱。几个月后左足也出现相同症状，左手示指尖也随之出现麻木，拧瓶盖和系纽扣都有困难，伴有踝周肿胀。除有轻度勃起功能障碍外，没有其他自主神经功能障碍。出现症状后的大约 1 年期间，患者只能独立行走一小段距离，需要间断使用双拐。服用加巴喷丁止痛。

体格检查

患者面色苍白。系统查体发现轻度凹陷性脚踝水肿。没有淋巴结肿大或皮疹。

能踮脚尖站立，但不能脚后跟着地站立。脑神经检查正常。

检查时发现双侧腓总神经分布区有毛发脱落。除踝反射减弱外，其余腱反射均存在。双上肢除左拇短展肌（APB）肌力 MRC 4/5 级外，其余肌力均正常。在下肢，双侧背屈肌力 4+/5 级，右踇长伸肌（extensor hallucis longus，EHL）肌力 0/5 级，左踇长伸肌肌力 4+/5 级，双侧趾屈肌力 4−/5 级，双踝内翻肌力 5/5 级，右踝外翻肌力 4/5，左踝外翻肌力 5/5 级。双前臂桡侧、双膝以下对称性针刺觉减弱，右踝远端音叉振动觉、双踝关节位置觉减弱。

辅助检查

<u>血液学检查</u> 红细胞沉降率（ESR）41 mm/h（正常 1～20 mm/h），C-反应蛋白（CRP）26 mg/L（正常 0～5 mg/L），类风湿因子（1∶1280）和抗核抗体（ANA）

（1：80，颗粒型）升高。轻度贫血，血红蛋白（Hb）12.5 g/dl。免疫固定电泳发现微弱的 IgG λ 条带。维生素 B_{12} 正常，抗中性粒细胞胞质抗体（ANCA）、可提取核抗原（ENA）、环状瓜氨酸肽（cyclic citrullinated peptide，CCP）、抗髓磷脂抗体和副肿瘤抗体均阴性。

__尿浸实验__　阴性。

__神经电生理检查__　见表 7.1 和表 7.2。

表 7.1　感觉和混合神经传导检查			
	波幅（μV）	起始潜伏期（ms）	传导速度（m/s）
右腓肠神经	无反应	无反应	
右腓浅神经	无反应	无反应	
左腓肠神经	无反应	无反应	
左腓浅神经	无反应	无反应	
右正中神经	6	2.8	49
右尺神经	8	2.2	54
右桡神经	34	1.6	62

表 7.2　运动神经传导检查		
	波幅（μV）	潜伏期（ms）
__右正中神经（表面电极置于拇短展肌）__		
CV（腕–肘）	53 m/s	
CMAP（腕）	6.1 mV	4.0 ms
CMAP（肘）	6.1 mV	7.9 ms
F 波最短潜伏期（腕）	28.5 ms	
__左胫后神经（表面电极置于踇展肌）__		
CMAP（踝）	1.8 mV	6.2 ms
F 波最短潜伏期（腕）	52.7 ms	
__右腓总神经（表面电极置于趾短伸肌）__		
CMAP（踝）	无反应	无反应
CMAP（腓骨颈）	无反应	无反应
__左腓总神经（表面电极置于趾短伸肌）__		
CV（踝–腓骨颈）	44 m/s	
CMAP（踝）	3.9 mV	4.3 ms
CMAP（腓骨颈）	3.7 mV	11.3 ms
F 波最短潜伏期	49.1 ms	

表 7.2　运动神经传导检查（续）		
	波幅（μV）	潜伏期（ms）
右胫后神经（表面电极置于蹞展肌）		
CMAP（踝）	3.1 mV	4.1 ms
CMAP（腘窝）	6.4 mV	5.0 ms
F 波最短潜伏期	51.0 ms	

CV，传导速度；CMAP，复合肌肉动作电位

同心针极 EMG　右蹞伸肌急性重度失神经改变。右趾短伸肌和左蹞展肌也可见失神经电位。

结论

非对称性下肢周围神经病伴双下肢感觉神经电位缺失，右蹞长伸肌、趾短伸肌和左蹞展肌失神经改变。

腓肠神经活检　见图 7.1。

诊断

血管炎（神经特异性）。

讨论

患者初始症状可以考虑中枢、神经根或周围神经的损害，但是肢体无力的形式、腱反射下降和毛发缺失提示多发性单神经病。症状的局灶性分布提示获得性和炎症性病因。外周性水肿提升了血管炎（伴或不伴肾病综合征）或 POEMS（多发性神经病-脏器肿大-内分泌病 -M 蛋白-皮肤改变）综合征的可能性，特别是病例中很微小的 IgG λ 条带。浸润性淋巴瘤也需鉴别。

该病例诊断神经特异性血管炎是成立的。临床表现或实验室检查没有提示系统性血管炎的证据。患者接受了甲泼尼龙冲击治疗，每日 1 g，连续 3 天，随后环磷酰胺治疗。硫唑嘌呤和每天 10 mg 泼尼松龙维持治疗。在病程 28 个月时他仅有双侧蹞长伸肌力弱。虽然已经服用加巴喷丁和去甲替林治疗，但仍然有显著的神经性疼痛。

周围神经血管炎比较罕见，可以是原发性的，例如结节性多动脉炎或 Churg-Strauss 综合征（嗜酸性肉芽肿病伴多血管炎），或继发于系统性疾病，如结节病、艾滋病和丙型肝炎。神经淋巴瘤也是一个症状非常类似的需要鉴别的疾病。周围神经血管炎的病理机制是由于神经滋养血管的炎性改变而导致神经缺血和梗死。在活检样本中常看到淋巴细胞的非坏死性浸润。血管炎很少孤立地影响周围神经，在系统性血管炎中周围神经可能是最先累及的器官，而其他器官受累可能是亚临床的，但孤立的持续

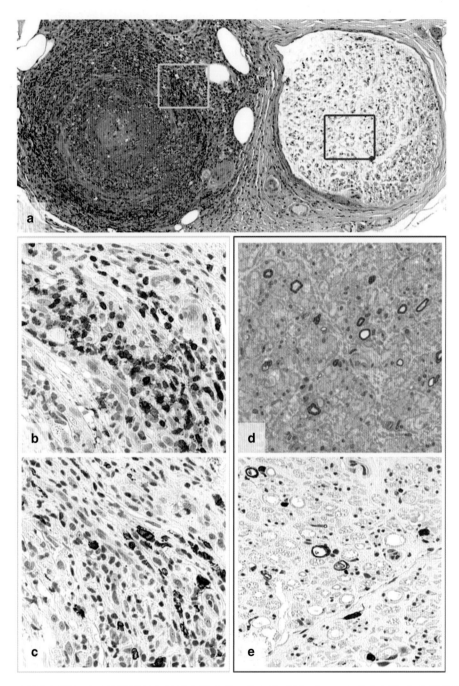

图 7.1　血管炎性神经病（腓肠神经）的形态学表现。苏木精-伊红（H&E）染色切片（**a**）提示神经外膜动脉内血栓形成，血管壁内可见白细胞破坏性炎症反应、纤维蛋白样坏死。CD3（**b**）和 CD20（**c**）免疫染色证实血管壁内 T、B 淋巴细胞混合浸润反应。邻近血管的神经束中可见大直径有髓纤维减少和急性轴突变性（**d**）。CD68 免疫染色显示变性的轴突周围大量巨噬细胞（**e**）。比例尺：**a** 100 μm，**b**～**e** 50 μm

性周围神经血管炎也有报道，而且预后较系统性血管炎要好。孤立的周围神经血管炎通常表现为非对称不均匀的周围神经病变，但也可出现对称的明显长度依赖性神经病变。脑脊液化验通常正常，单凭周围神经活检足以做出诊断。目前没有高质量独立的证据可指导孤立性血管炎神经病的治疗，所以仍以治疗原发性血管炎为基础，如大剂量皮质类固醇和环磷酰胺的诱导治疗，随后是类固醇维持减量治疗中使用如硫唑嘌呤等免疫抑制治疗。

参考文献

Bennett DL, Groves M, Blake J, Holton JL, King RH, Orrell RW, et al. The use of nerve and muscle biopsy in the diagnosis of vasculitis: a 5 year retrospective study. J Neurol Neurosurg Psychiatry. 2008;79(12):1376–81.

Davies L, Spies JM, Pollard JD, McLeod JG. Vasculitis confined to peripheral nerves. Brain. 1996;119(Pt 5):1441–8.

Dyck PJ, Benstead TJ, Conn DL, Stevens JC, Windebank AJ, Low PA. Nonsystemic vasculitic neuropathy. Brain. 1987;110(Pt 4):843–53.

Mukhtyar C, Guillevin L, Cid MC, Dasgupta B, de Groot K, Gross W, et al. EULAR recommendations for the management of primary small and medium vessel vasculitis. Ann Rheum Dis. 2009;68(3):310–7.

Said G, Lacroix C. Primary and secondary vasculitic neuropathy. J Neurol. 2005;252(6):633–41.

Torvik A, Berntzen AE. Necrotizing vasculitis without visceral involvement. Postmortem examination of three cases with affection of skeletal muscles and peripheral nerves. Acta Med Scand. 1968;184(1–2):69–77.

Vrancken AF, Hughes RA, Said G, Wokke JH, Notermans NC. Immunosuppressive treatment for non-systemic vasculitic neuropathy. Cochrane Database Syst Rev. 2007;(1):CD006050.

病例 8

一位伴背部疼痛和体重减轻的男士

Matthew R. B. Evans，Hadi Manji

段晓慧 译 汪仁斌 校

病史

一位 70 岁右利手的退休砖匠伴有高血压，主因中重度令人难受的疼痛 4 个月就诊。其疼痛由腰背部和臀部放射至双侧大腿前部，右侧比左侧严重。伴有双踝以下麻木，并在 2 个月前出现右大腿进行性力弱和萎缩。双上肢、脑神经、括约肌功能都未受累。

患者无吸烟史，每周饮酒 28 单位（约 280 ml 纯酒精），饮食正常。

体格检查

患者体型消瘦。一般情况正常。脑神经检查正常。上肢检查发现双侧第一背侧骨间肌萎缩无力和小指展肌无力，符合双侧尺神经病变。下肢右侧股四头肌明显萎缩伴肌束颤动。右腓肠肌偶有肌束颤动。右下肢屈髋力弱 MRC 2/5 级，伸髋正常；髋部外展正常，髋部内收力弱 MRC 4/5 级；屈膝 4+/5 级，伸膝 1/5 级。远端肌力正常。左腿肌力正常。右膝反射和双踝反射消失。右下肢内侧针刺觉减退。

辅助检查

血液学检查 血管炎和自身免疫筛查均正常。随机血糖升高 16.1 mmol/L。前列腺特异抗原（prostate-specific antigen，PSA）升高 70 μg/L（正常 0～4.10 μg/L）。

脑脊液（CSF）检查 未见细胞，糖含量正常。蛋白质 0.99 g/L（正常 0.25～0.4 g/L）。病毒 PCR 阴性。CSF 和血清寡克隆区带均是阴性。细胞学正常。

磁共振成像（MRI）检查 显示腰骶部脊柱（及神经丛）和骨盆的 MRI 及增强成像正常。

神经电生理检查   见表 8.1 和表 8.2。

表 8.1   感觉和混合神经传导检查

	右侧		左侧	
	μV	m/s	μV	m/s
桡神经（前臂−腕）	无反应		无反应	
正中神经（指 2- 腕）	无反应		无反应	
正中神经（指 3- 腕）	无反应		无反应	
正中神经（掌−腕）	无反应		无反应	
尺神经（指 5- 腕）	无反应		无反应	
腓肠神经（小腿−踝）	无反应		无反应	
腓浅神经（小腿−踝）	无反应		无反应	

表 8.2   运动神经传导检查

	右侧	左侧
正中神经（表面电极置于拇短展肌）		
DML	4.2 m/s	—
CV（腕−肘）	44 m/s	—
CMAP（腕）	3.1 mV	—
CMAP（肘）	2.9 mV	—
F 波最短潜伏期（腕）	31.6 ms	—
尺神经（表面电极置于小指展肌）		
DML	3.1 ms	3.8 ms
CV（腕−肘下）	51 m/s	51 m/s
CV（肘）	32 m/s	26 m/s
CV（肘−腋下）	56 m/s	53 m/s
CMAP（腕）	5.4 mV	2.1 mV
CMAP（肘下）	5.1 mV	2.1 mV
CMAP（肘上）	4.4 mV	1.9 mV
CMAP（腋下）	4.3 mV	1.8 mV
F 波最短潜伏期（腕）	34.4 ms	36.8 ms
腓总神经（表面电极置于趾短伸肌）		
DML	4.5 ms	4.3 ms
CV（腓骨颈−踝）	32 m/s	35 m/s
CV（腘窝−腓骨颈）	52 m/s	37 m/s

表 8.2　运动神经传导检查（续）		
	右侧	左侧
CMAP（踝）	0.3 mV	1.2 mV
CMAP（腓骨颈）	0.3 mV	1.0 mV
CMAP（腘窝）	0.2 mV	1.0 mV
F 波最短潜伏期（腕）	—	57.4 ms
胫后神经（表面电极置于踇展肌）		
DML	4.1 ms	4.0 ms
CV（腘窝–踝）	38 m/s	37 m/s
CMAP（踝）	2.9 mV	4.0 mV
CMAP（腘窝）	1.5 mV	3.5 mV
F 波最短潜伏期	57.9 ms	57.9 ms

DML，远端运动潜伏期；CV，传导速度；CMAP，复合肌肉动作电位

结论

感觉严重受损的轻度轴突性多发神经病，双上、下肢感觉神经动作电位消失。下肢足部固有肌运动反应轻度下降，传导速度轻度减慢。F 波潜伏期轻度延长。右侧股四头肌有慢性活动性神经源性改变。此外，肘部还有轻至中度双侧尺神经病变的电生理证据。

诊断

糖尿病腰骶神经根神经丛病（Bruns-Garland 综合征）。

讨论

该患者临床诊断为右侧腰骶神经丛病，以股神经受累为主。感觉缺失主要是在右隐神经（股神经的一个分支）的分布区。临床上也有轻度右闭孔神经受累。电生理学检查支持并提示存在严重的多发性神经病（可能由于新诊断的糖尿病）和双侧尺神经病变。

糖尿病性腰骶神经根神经丛病，又称 Bruns-Garland 综合征，通常发病年龄较大（平均年龄 65 岁），且相对多见于新近确诊或控制良好的 2 型糖尿病患者。在一个系列报道中，33 例糖尿病患者中有 7 例出现该病。在我们的病例中，踝反射和远端感觉缺失是糖尿病性感觉运动性多发神经病的常见表现，电生理学检查证明该病例是轻-中度损害，提示糖尿病至少已经存在数年。大腿中间皮神经活检可见微血管炎。

该病例中，疼痛预示着疾病的开始，通常表现为严重剧烈的灼烧感或疼痛感，影响下背部、大腿和臀部的任何一个或多个部位。几天到几周后疼痛分布区会出现肌力

减弱而且可能很严重。虽然远端也可受累；在一个系列研究中，33 例患者中的 12 例发生近端和单侧的无力。几乎在所有病例中，对侧腿都会受到影响，然而无力往往会在整个病程中保持不对称。有时患者可能发展成所谓的"糖尿病性截瘫"。许多患者会出现体重减轻，甚至减轻很明显。感觉缺失和新的或恶化的自主神经功能受累也会发生。

目前还没有证据表明对症控制血糖治疗可以有效阻止疾病进展和促进恢复。最近的一项系统性回顾研究发现缺乏随机对照试验评估糖尿病性肌萎缩的免疫治疗。恢复的程度是多变的，大多数患者会遗留一些神经性疼痛或轻到中度的运动障碍。2 年后，约 10% 仍将依赖轮椅。

特发性腰骶神经丛病，文献中也称为非糖尿病腰骶神经根神经丛病罕见，也可能是认识不够。临床上与糖尿病腰骶神经根神经丛病非常相似，表现为亚急性、非对称疼痛性下肢神经病变。远端皮神经活检显示由微血管炎引起的神经缺血。它通常是单相的，所以常是不完全性恢复。

腰骶丛的肿瘤浸润可发生于多种形式的肿瘤，是 15% 的盆腔、腹膜后或腹腔恶性肿瘤的表现特征之一。在本例中，PSA 升高提示前列腺腺癌的可能。然而，在前列腺活组织检查后，这种情况被排除了。

压迫性病因，包括腰肌或髂肌脓肿（血肿）曾被考虑，但被病史和影像排除。同样，由于潜在的动脉粥样硬化性疾病或主动脉夹层导致的腰骶神经丛缺血也需要有明确的病史。

系统性和非系统性血管炎引起腰骶神经丛病虽然罕见，但均有报道。事实上，以腰骶神经丛病为临床表现的结节病已有报道。

最后，腰骶神经丛病也有报道描述为由水痘带状疱疹病毒、EB 病毒、巨细胞病毒、HIV 和伯氏疏螺旋体感染所致，可能会出现类似 Bruns-Garland 综合征的表现。

参考文献

Bruns L. Ueber neuritsche Lahmungen beim diabetes mellitus. Berlin Klin Wochenschr. 1890;27:509.

Chan YC, Lo YL, Chan ES. Immunotherapy for diabetic amyotrophy. Cochrane Database Syst Rev 2012;6:CD006521.

Dyck PJ, Windebank AJ. Diabetic and nondiabetic lumbosacral radiculoplexus neuropathies: new insights into pathophysiology and treatment. Muscle Nerve. 2002;25:477.

Dyck PJB, Norell JE, Dyck PJB. Non-diabetic lumbosacral radiculoplexus neuropathy: natural history, outcome and comparison with the diabetic variety. Brain. 2001;124(Pt 6): 1197–207.

Garland H. Diabetic amyotrophy. Br Med J. 1955;2:1287.

病例 9

一位进行性无力和肌肉颤搐的男士

Michael P. Lunn

段晓慧　译　汪仁斌　校

病史

一名 63 岁的电视技术员主因进行性肢体无力 4 个月就诊。

他最初注意到自己走路变慢和吃力，感到腿上的肌肉越来越力弱。他意识到有倾倒感，并且逐渐出现由椅子上站起困难。2 个月后，他感觉他的手臂也变得力弱了。他原以为症状在几个月后就会稳定下来，但在 4 周后的临床随诊中，他进展为足下垂和手臂无力。他只能走 150 m，而且转动钥匙、打开罐子以及从高架子上拿东西方面也出现困难。

问诊中他自述有轻微感觉受累，有手指的麻刺感。

患者没有易疲劳感和肌肉疼挛，但偶有肌束颤动。患者无吞咽、呼吸、睡眠和自主神经功能障碍。认知和情感正常。

患者没有家族史，不吸烟和饮酒。

体格检查

患者从椅子上站起困难，步态不稳，不能踮脚尖或脚后跟着地站立。Romberg 征阴性。

脑神经检查正常。没有面部肌肉无力，颈屈和颈伸肌力正常，伸舌正常。

四肢都可观察到束颤，但肌张力正常。上肢近端和远端均无力，下肢远端无力。辅助下走 10 m 需要 9.3 s。

四肢腱反射对称减弱。

床旁查体未发现大、小纤维受累所致的感觉缺失。

辅助检查

血液和尿液检查   全血细胞计数、红细胞沉降率（ESR）、维生素 B$_{12}$、叶酸、甲状腺功能试验（TFT）、肝功能试验（LFT）均正常。肌酸激酶（CK）388 IU/L（正常 38 ～ 204 IU/L）。血清蛋白电泳、免疫固定电泳、尿本周蛋白均阴性。抗核抗体（ANA）弱阳性，颗粒型。可提取核抗原（ENA）、类风湿因子（RF）、抗中性粒细胞胞质抗体（ANCA）均阴性。抗神经节苷脂抗体阴性。

脑脊液（CSF）检查   蛋白质 1.20 g/L（正常 0.25 ～ 0.40 g/L），无白细胞。CSF 和血清糖正常。

神经电生理检查   见表 9.1、表 9.2 和表 9.3。

表 9.1 感觉和混合神经传导检查				
	右侧		左侧	
	μV	m/s	μV	m/s
桡神经（前臂-腕）	22	53		
正中神经（指2-腕）	5	48（加热后）	6	41（未加热）
正中神经（指3-腕）	9	48	5	43
正中神经（掌-腕）	14	50	30	42
尺神经（指5-腕）	6	51	4	42
腓肠神经（小腿-踝）	16	48	20	43

表 9.2 运动神经传导检查		
	右侧	左侧
正中神经（表面电极置于拇短展肌）		
DML	4.6 ms	5.5 ms
CV（腕-肘）	34 m/s	29 m/s
CMAP（腕）	6.4 mV	4.4 mV
CMAP（肘）	2.3 mV	2.1 mV
F 波最短潜伏期（腕）	无反应	无反应
尺神经（表面电极置于小指展肌）		
DML	4.3 ms	3.9 ms
CV（腕-肘下）	24 m/s	28 m/s
CV（肘）	53 m/s	41 m/s
CMAP（腕）	9.6 mV	11.7 mV

表 9.2　运动神经传导检查（续）

	右侧	左侧
CMAP（肘下）	3.5 mV	5.5 mV
CMAP（肘上）	3.5 mV	4.5 mV
F 波最短潜伏期（腕）	无反应	无反应
腓总神经（表面电极置于趾短伸肌）		
DML	6.5 ms	5.3 ms
CV（腓骨颈–踝）	44 m/s	
CV（腘窝–腓骨颈）	41 m/s	
CMAP（踝）	2.9 mV	1.8 mV
CMAP（腓骨颈）	2.3 mV	
CMAP（腘窝）	2.2 mV	
胫后神经（表面电极置于姆展肌）		
DML	4.8 ms	4.8 ms
CV（腘窝–踝）	40 m/s	36 m/s
CMAP（踝）	11.0 mV	8.1 mV
CMAP（腘窝）	6.4 mV	5.0 mV
F 波最短潜伏期	71.8 ms	74.9 ms
F 波 CV	33.0 m/s	31.5 m/s

DML，远端运动潜伏期；CV，传导速度；CMAP，复合肌肉动作电位

表 9.3　同心针极肌电图

	自发电活动		MUAP 波形			募集相	干扰相
	纤颤/正锐波	其他	时限	幅度	多相波		
右舌肌	0	0	N	N	N	N	N
右第一背侧骨间肌	0	束颤	↑	↑	↑	减少，早期大运动单位募集	↓
右股内侧肌	0	0	↑	↑	↑	减少，早期大运动单位募集	↓
右胫前肌	1+	0	↑	↑	↑↑	减少，早期大运动单位募集	↓
右腓肠肌（内侧头）	0	0	N	N	↑	减少，早期运动大单位募集	↓
右腹直肌	0	0	N	N	N		N

MUAP，运动单位动作电位；N，正常

结论

1. 下肢感觉传导正常。

2. 下肢未发现局灶性运动传导速度减慢，但 F 波潜伏期延长。

3. 尺神经和正中神经可见远端传导阻滞（肘下）伴局灶性传导速度减慢。双侧感觉神经动作电位波幅正常低限。

4. 上、下肢肌肉及胸锁乳突肌轻度慢性失神经改变，腹直肌、舌肌正常。胫前肌可见自发电位。

前臂多处传导阻滞伴局灶性速度减慢，上肢轻度感觉异常，F 波潜伏期延长或缺失。这些特征提示了以运动传导阻滞为突出表现形式的慢性炎性脱髓鞘性多发性神经病（CIDP）。

诊断

慢性炎性脱髓鞘性多发性神经病（CIDP）——运动为主。

诊治经过

给予患者静脉注射免疫球蛋白（IVIG）2 g/kg 治疗 5 天，3 周后病情明显好转，症状几乎消失。1 周后，他接种了流感疫苗，接种后 3 周又出现上呼吸道感染。接下来的 1 周他病情加重，10 m 步行时间从 6.5 s 延长至 7.9 s。他又开始每隔 8 周进行一次 IVIG 治疗，最终的稳定剂量是每 8 周 1.2 g/kg，入院前 2 天仍有功能活动下降。

讨论

CIDP 是临床性诊断，需要必要的支持证据。欧洲神经病学联盟（EFNS）/ 国际周围神经病学会（PNS）指南为诊断提供了一个良好的流程图。进行性近端和远端无力伴腱反射减弱或消失超过 8 周以上，伴或不伴感觉和脑神经受累是诊断的关键。该患者病情呈阶梯式逐步恶化，治疗成功后复发完全符合时间标准。

包含针极肌电图的神经电生理检查是必要的检查，节段性脱髓鞘性运动和感觉神经病伴波形弥散和传导阻滞显著缩小了鉴别诊断的范围。其他支持性诊断信息可以由腰穿检查中蛋白-细胞分离现象获得，但在不超过 90% 的患者中发现有脑脊液蛋白质升高。活检一般是不必要的，除非患者对两种一线疗法没有反应。神经根磁共振成像显示增粗和强化对诊断是有帮助的，但它是节段性的，在目前的 MRI 扫描上难以量化。

运动型 CIDP 并不少见。虽然临床表现似乎是纯运动的，感觉神经传导异常支持 CIDP 诊断，并排除下运动神经元为主的运动神经元病（motor neurone disease，MND）。运动性 CIDP 使用类固醇治疗可能会使病情恶化，所以最好避免使用；至少避免作为一线治疗药物。优选 IVIG 治疗。

参考文献

Joint Task Force of the EFNS and the PNS. European Federation of Neurological Societies/ Peripheral Nerve Society Guideline on management of chronic inflammatory demyelinating polyradiculoneuropathy: Report of a joint task force of the European Federation of Neurological Societies and the Peripheral Nerve Society – First Revision. JPNS. 2010;15:1–9.

病例 10
一位双手烧灼痛的女士

Mohamed Mahdi-Rogers, Matilde Laurá, Mary M. Reilly

段晓慧　译　汪仁斌　校

病史

一位 59 岁的女士主因感觉障碍和手指发作性烧灼痛 3 年就诊。双足有轻微的类似症状。遇冷感觉症状会明显加重。无肢体力弱和自主神经功能障碍，无皮疹。亦无其他特殊相关病史，无脑血管病或心脏病史。不吸烟，每周饮酒 4 单位（约 40 ml 纯酒精）。

她是六个兄弟姐妹中的老三（2 个姐姐，2 个弟弟和 1 个妹妹）。她的兄弟姐妹和他们的孩子都没有神经系统疾病史。

她的父亲患有法布里病（Fabry disease），在 69 岁时死于心力衰竭。她的母亲去世时 89 岁，但没有相关的病史。追溯父母双方家族史，除了舅舅在 40 岁时突然去世外，没有其他特殊记录。

体格检查

血压 107/67 mmHg，脉搏规律 87 次 / 分。心脏听诊正常。肺部听诊清晰。未见皮疹。

脑神经查体，包括眼底、视野、听力均正常。

四肢无肌肉萎缩。肌张力、肌力、腱反射和共济运动均正常。

双手掌皮肤发红发亮，增厚。

双指尖和足尖针刺觉减退，温度觉正常。振动觉和关节位置觉正常。

辅助检查

<u>血液学检查</u>　随机血糖、HbA1C、维生素 B_{12}、甲状腺功能检查（TFT）和抗核抗体（ANA）均正常。口服糖耐量试验正常。副蛋白阴性。肾功能正常。

　　神经电生理检查　上、下肢感觉和运动神经传导均在正常范围。手和足的冷热温度阈在正常范围内。

　　心脏评估　超声心动图显示左心室内径大小正常，壁厚正常，功能良好，无瓣膜异常。心电图显示无传导障碍。

　　头部 MRI　双侧半球额叶和顶叶的深部白质可见少量非特异性 T_2 高信号和散在 FLAIR 高信号。无明显脑萎缩。其余部分颅内表现正常。

　　基因检测　α-半乳糖苷酶（GLA）基因的外显子 1～7 测序分析发现，第 2 号外显子中 Arg112 His 杂合性突变。

诊断

　　法布里病。

讨论

　　患者表现为双手小纤维神经病变伴营养障碍，尽管她的温度觉正常。表皮神经纤维密度检查是一种更敏感的小纤维神经病变的检查，虽然这个病例没有做。糖尿病和糖耐量受损是小纤维神经病最常见的原因，该患者经相关血糖检测已排除。

　　鉴于患者家族史，她的症状可能是由于其本人是法布里病的杂合子携带者引起的。后续的基因检测证实了这种猜测。

　　法布里病是一种 X 染色体连锁的溶酶体贮积病，由于 *GLA* 基因缺陷所致。该基因异常导致 α-半乳糖苷酶 A 的缺乏，造成鞘糖脂特别是三聚己糖神经酰胺在不同组织的沉积。法布里病的器官损伤机制部分原因是由于血管内皮中过多的鞘糖脂沉积造成血管的低灌注，特别是肾、心脏、神经系统和皮肤。

　　经典法布里病的表型可见于 α-半乳糖苷酶 A 活性不到 1% 的男性患者。在这些患病的男性中，通常是在儿童或青少年期发病，最初表现为肢端感觉异常（严重的肢体末梢发作性疼痛），后进展为皮肤血管病变（称作血管角质瘤）、少汗症（出汗减少）、典型的角膜混浊（可见从角膜中心向外辐射的线），肾损害表现为血尿、蛋白尿或等渗尿（无法浓缩尿液）。肾功能随时间逐渐恶化，这些患者会在 30～50 岁达到典型的终末期肾衰竭。

　　中年男性主要的发病和死亡原因是心脏病和脑血管病，表现为左心室损伤、缺血性心脏疾病、心律失常、短暂性缺血发作和卒中。

　　慢性胃肠道症状，如腹痛、恶心和腹泻以及听力受损是法布里病患者其他的常见症状。

　　杂合突变女性患者的临床表现多变，可以从无任何法布里病的症状且具有正常寿命到具有跟男性患者相似的典型表现。通常杂合子女性（如本例患者）症状较轻且发病年龄较男性晚。在一项对 303 名女性法布里病患者的研究中，有 77% 表现为神经系统受累，59% 发生心脏病，40% 伴有肾损伤。这些女性患者的症状出现较男性患者晚，大多数在 30 ～ 40 岁出现症状。杂合子女性患者的这种不同临床表现被认为是由于胚胎期 X 染色体失活所致。

血浆或外周血白细胞中 α - 半乳糖苷酶 A 活性的测定是诊断男性法布里病的可靠方法，但对 *GLA* 基因进行测序识别突变是该病女性患者诊断唯一可靠的方法。虽然杂合子女性法布里病患者也可检测到 α - 半乳糖苷酶 A 活性降低，但它不是一个敏感的测试，因为这些女性患者也可以有正常的 α - 半乳糖苷酶 A 活性。鉴于本例患者中有阳性的家族史，我们直接进行了基因测序。

男性患者进入青春期后可考虑酶替代疗法。有症状的儿童和严重受累的伴发心脏、脑血管、肾和神经系统病变高风险的女性患者，也应接受酶替代治疗。该例患者没有接受酶替代治疗是因为她没有重要器官损害。

应该对该病的患者提供基因咨询。女性杂合子患者有 50% 的可能将缺陷的 *GLA* 突变传递给每个孩子。这对她的大家族也是有意义的。她有 2 个兄弟，但考虑到法布里病是 X 连锁的，没有男性传递到男性的遗传方式，所以她的 2 个兄弟以及他们的孩子不会患病。她的 2 个姐姐可能为携带者，因为男性患者会将其突变基因传给他所有的女儿。继而，来自她姐姐的任何一个侄子和侄女都会有 50% 的可能遗传到有缺陷的基因。

参考文献

Elstein D, Schachamorov E, Beeri R, Altarescu G. X-inactivation in Fabry disease. Gene. 2012;505(2):266–8.

Üçeyler N, Ganendiran S, Kramer D, Sommer C. Characterization of pain in fabry disease. Clin J Pain. 2014;30(10):915–20.

病例 11

行走不稳——非小脑病变，也不是前庭病变

Ross Nortley, Zane Jaunmuktane, Sebastian Brandner, Hadi Manji

汪伟　译　汪仁斌　校

病史

一位 61 岁老年男性主因缓慢进展的行走不稳伴下肢麻木 5 年就诊。他发现在他闭眼淋浴时平衡不稳感似有加重。

他否认疼痛、感觉异常或肢体力弱，也无自觉上肢症状。

3 年前颈椎 MRI 检查显示中重度颈椎病，并行前路颈椎减压术，然而他的症状仍在进展。

10 年前戒烟。否认明确遗传病家族史。

体格检查

脑神经查体未见明显异常。

上肢肌力及肌张力正常。未见假性手足徐动。

上肢腱反射减低或消失。

上肢触觉、针刺觉、振动觉以及本体感觉正常。

下肢肌力和肌张力正常。双侧跟-膝-胫运动不稳，闭目检查时未见加重。

膝与踝反射消失。左侧病理征（跖反射）阴性，右侧病理征阳性。

感觉查体，双侧膝以远触觉及针刺觉缺失；双侧肋缘下振动觉受损，双侧髋关节以远本体感觉受损。Romberg 试验阳性，步态存在明显共济失调。

患者病史与查体符合慢性进展性感觉性共济失调。

辅助检查

血液及尿液检查　以下项目均为正常或阴性：维生素 B_{12} 和叶酸、同型半胱氨酸和甲基丙二酸、维生素 E、免疫球蛋白、蛋白电泳及免疫固定电泳、血管紧张素转化酶（ACE）、抗核抗体（ANA）、可提取核抗原（ENA）、抗中性粒细胞胞质抗体（ANCA）、抗神经元抗体、HIV Ⅰ型及Ⅱ型血清学检测及尿本周蛋白。

抗神经节苷脂抗体　抗GM1 IgG抗体，阴性，滴度1∶1000；

抗GD 1b IgM抗体，阳性，滴度1∶20 000。

脑脊液检查　WBC<1 /mm^3，总蛋白 0.66 g/L（正常 0.13 ~ 0.4 g/L），CSF 和血清寡克隆区带阴性。

神经电生理检查　见表 11.1 和表 11.2。

表 11.1 感觉和混合神经传导检查				
	波幅 （μV）	起始潜伏期 （ms）	峰潜伏期 （ms）	传导速度 （m/s）
右正中神经（指 3- 腕）	4	2.9	3.7	52.5
右尺神经（指 5- 腕）	3	2.3	3.0	60.5
桡神经（前臂–腕）	18	1.8	2.4	61
右腓肠神经（小腿–踝）	9	2.8	3.5	48
右腓浅神经	2	2.9	3.7	45
左腓肠神经（小腿–踝）	8	2.4	3.3	55.5
左腓浅神经	3	2.2	3.0	49

表 11.2 运动神经传导检查		
	右侧	左侧
右正中神经（表面电极置于拇短展肌）		
DML	4.1 ms	—
CV（腕–肘）	53 m/s	—
CMAP（腕）	8.5 mV	—
CMAP（肘）	8.0 mV	—
F 波潜伏期	30.6 ms	—
右尺神经（表面电极置于小指展肌）		
DML	4.1 ms	—
CV（腕–肘下）	54 m/s	—
CMAP（腕）	10.5 mV	—
CMAP（肘上）	9.1 mV	—

表 11.2 运动神经传导检查（续）		
	右侧	左侧
F 波潜伏期	30.4 ms	—
腓总神经（表面电极置于趾短伸肌）		
DML	7.7 ms	5.2 ms
CV（腓骨颈-踝）	34 m/s	48 m/s
CMAP（踝）	0.4 mV	0.3 mV
CMAP（腓骨颈）	0.4 mV	0.5 mV
F 波潜伏期	未引出	未引出
右胫后神经（表面电极置于姆展肌）		
DML	5.1 ms	—
CMAP（踝）	2.0 mV	—
F 波潜伏期	60.9 ms	—

DML，远端运动潜伏期；CV，传导速度；CMAP，复合肌肉动作电位

小结

1. 所有感觉电位波幅均下降或在正常低限。传导速度正常。

2. 上肢运动传导正常。下肢运动波幅减低。运动传导速度正常。

3. F 波潜伏期正常。

4. 针极 EMG 显示左侧胫前肌神经源性损害。其他所检骨骼肌正常。

结论

一例相对较轻的大纤维轴索性感觉运动神经病，不伴有脱髓鞘特点。

体感诱发电位 见表 11.3。

表 11.3 上肢和下肢体感诱发电位				
	右侧		左侧	
	μV	m/s	μV	m/s
正中神经				
N20（头皮）	1.8	22.2	2.8	22.3
N14（颈 2）				
N13（颈 2）	1.4	15.8	1.5	16.3
N11（颈 7）				
N9（Erb 点）	2.9	12.0	4.0	11.3
胫神经				
P40（头皮）	未引出		未引出	
N20（胸 12/ 腰 1）	未引出		未引出	
P8（腘窝）	10.6	0.32	10.9	0.22

小结

刺激上肢，周围段、颈段、皮质段体感诱发电位的波幅、潜伏期及波形均在正常范围。刺激下肢，双侧腘窝处波形明确引出且潜伏期对称正常。然而，虽然患者给予很好的配合，但其腰段和皮质诱发电位未引出波形。

结论

下肢体感诱发电位（somatosensory evoked potentials，SSEP）未测出，提示腿部的躯体感觉传导通路功能异常。虽然此发现不能在解剖上定位该通路的功能异常部位，结合周围神经传导相对正常，推测定位于背根神经节近端的神经根处或后索。刺激上肢未见躯体感觉传导通路异常。

左侧腓肠神经活检　见图 11.1。

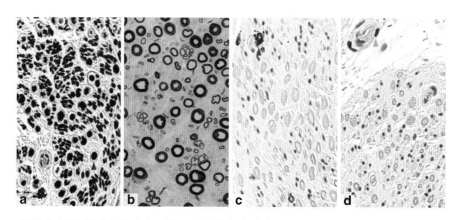

图 11.1　腓肠神经活检形态学改变。神经丝蛋白免疫染色（**a**）显示大纤维密度轻度下降（红色箭头），而小纤维相对保留（蓝色箭头）。半薄树脂切片（**b**）甲苯胺蓝染色显示轻度大有髓纤维丢失以及数个再生簇结构（黄色箭头）。CD68 免疫染色（**c**）显示偶见神经内膜巨噬细胞（粉色箭头），以及 CD3 染色（**d**）显示神经内膜血管周围罕见的 T 淋巴细胞（绿色箭头）。其病理改变为轻微轴索性神经病。该神经病变的病因不能由此神经活检明确。标尺：20 μm

结论

轻度轴索性神经病伴有再生现象。无明确神经炎症或脱髓鞘证据。

全脊髓 MRI　脊髓显像正常。C5 ～ 6 节段颈椎前路减压充分。马尾显像正常。

臂丛 MRI 平扫及增强　可见双侧下臂丛增厚，特别是累及 C6 ～ 8 神经、下干及臂丛分支。受累神经可疑轻度强化。

诊断

近端感觉性免疫性多发神经根病。

讨论

感觉性共济失调可由感觉通路任一部位受损所致，包括后索、背根进入区、背根、背根神经节和感觉神经。可导致显著感觉性共济失调的病因包括：糖尿病、维生素 B_{12} 及维生素 E 缺乏、铜缺乏、维生素 B_6 中毒；感染性疾病，如梅毒、HIV、丙型肝炎；肿瘤或副肿瘤综合征（抗 Hu 抗体相关）；淋巴瘤和 CANOMAD（慢性共济失调性神经病、眼外肌麻痹、IgM 副蛋白、冷凝素及抗 -disialosyl 抗体）；遗传性疾病，如遗传性感觉神经病、Fredreich 共济失调、脊髓小脑共济失调 4 型、低 β 脂蛋白血症和线粒体病 [如 SANDO（感觉共济失调神经病、构音障碍和眼外肌麻痹）]；炎性或自身免疫性疾病，如结节病、干燥综合征、急性炎性脱髓鞘性多发性神经根神经病（AIDP）和 Miller Fisher 综合征、慢性炎性脱髓鞘性多发性神经根神经病（CIDP）、慢性免疫性感觉性多发神经根病（CISP）以及抗髓鞘相关糖蛋白（MAG）神经病。

在本例患者，体感诱发电位（SSEP）检查被证实是感觉通路受损定位的关键性检查。相对正常的神经传导检查及脊髓 MRI 缺乏可鉴别的病变提示病变定位在背根神经节近端。臂丛 MRI 影像也非常有用，可见近端神经根增粗及强化，更进一步证实病变受累部位为近端神经根。CSF 蛋白质轻度但持续性升高，也提示近端神经根的炎性反应，而且本例患者出现 IgM GD1b 抗体滴度升高，也被认为与获得性炎性多发神经根病相关。

可供选用的治疗方法包括静脉注射免疫球蛋白、血浆置换以及激素治疗。

参考文献

Chhetri SK, Gow D, Shaunak S, et al. Clinical assessment of the sensory ataxias; diagnostic algorithm with illustrative cases. Pract Neurol. 2014;14:242–51.

Sinnreich M, Klein CJ, Daube JR, et al. Chronic immune sensory polyradiculopathy: a possibly treatable sensory ataxia. Neurology. 2004;63:1162–9.

病例 12

一名青年男性伴有视物模糊和足下垂

Michael P. Lunn

汪伟　译　汪仁斌　校

病史

一位 37 岁技师主因前胸及上肢刺痛 6 个月就诊。他很快出现持续性小腿疼痛。在随后 6 个月内，他出现行走困难、逐渐加重的下肢感觉异常和双侧足下垂。他发现双侧手足变红伴有轻度肿胀，并出现视物模糊直至功能残障。随后，他的肢体力弱进展，长距离行程需坐轮椅。他有勃起功能障碍和出汗增加。

体格检查

查体发现他的皮肤呈黄褐色，指甲色白，杵状指，毛发增多。上下肢远端肿胀伴有发红。

他有视盘水肿（图 12.1），其余脑神经检查正常。

上下肢远端力弱伴萎缩。腱反射消失。腹股沟以下及前臂以远关节位置觉、振动觉、针刺觉减退。

辅助检查

血液和尿液检查　血红蛋白 185 g/L（正常 130～170 g/L），血小板 652×10⁹/L［正常（150～400）×10⁹/L］，原发性性腺功能减退、甲状腺功能减退以及轻度皮质醇缺乏。IgG λ 副蛋白。κ/λ 轻链比值 0.23（正常 0.26～1.65）。尿本周蛋白阴性。血清血管内皮生长因子（VEGF）10 728 pg/ml（正常＜771 pg/ml）。

脑脊液检查　WBC＜1/mm³，蛋白质 2.72 g/L（正常 0.25～0.40 g/L），糖含量正常，细胞学检查正常，寡克隆区带阴性。

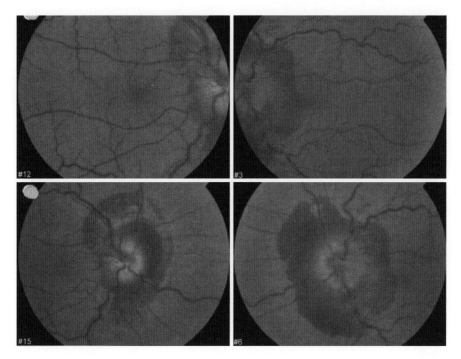

图 12.1　眼底照相显示典型 POEMS 综合征可见的视盘水肿伴出血（乳酪和西红柿样征象）

腰椎 MRI　L3 溶骨性病变。

全身 CT　脊柱和肋骨多发性骨硬化和溶骨性病变。肝大。

骨髓穿刺活检　＜ 5% Lambda 单克隆 CD20 阳性及 CD138 弱阳性细胞，无浆细胞疾病证据。

神经电生理检查　见表 12.1 至表 12.3。

表 12.1　感觉和混合神经传导检查				
	右侧		左侧	
	μV	m/s	μV	m/s
桡神经（前臂–腕）	8	38		
正中神经（指 2- 腕）	2	30	2	34
正中神经（指 3- 腕）	未引出波形		2	34
正中神经（掌–腕）	3	26	4	30
尺神经（指 5- 腕）	2	36	1	35
尺神经（掌–腕）	3	35	1	34
腓肠神经（小腿–踝）	未引出波形		未引出波形	

表 12.2　运动神经传导检查

	右侧	左侧
正中神经（表面电极置于拇短展肌）		
DML	8.4 ms	7.4 ms
TLI	0.41	0.36
CV（腕-肘）	23 m/s	30 m/s
CMAP（腕）	1.7 mV	0.4 mV
CMAP（肘）	1.2 mV	0.1 mV（离散）
F 波最短潜伏期（腕）	未引出	未引出
尺神经（表面电极置于小指展肌）		
DML	5.0 ms	5.2 ms
TLI	0.61	0.59
CV（腕-肘下）	23 m/s	23 m/s
CV（肘）	22 m/s	27 m/s
CV（肘上-腋）	32 m/s	28 m/s
CMAP（腕）	1.3 mV	1.3 mV
CMAP（肘下）	0.8 mV	0.7 mV（离散）
CMAP（肘上）	0.8 mV	0.6 mV
CMAP（腋）	0.7 mV	0.6 mV
F 波最短潜伏期（腕）	77.0 ms	74.1 ms
F 波 CV	20.6 m/s	21.5 m/s

腓总神经（趾短伸肌或胫前肌记录）及胫后神经（踇展肌记录）运动传导未引出波形。

DML，远端运动潜伏期；TLI，末端潜伏期指数；CV，传导速度；CMAP，复合肌肉动作电位

表 12.3　同心针极肌电图

	自发电活动		MUAP 波形			募集相	干扰相
	纤颤/正锐波	其他	时限	幅度	多相波		
右三角肌	0	0	N	N	N	N	N
右第一背侧骨间肌	1+	束颤，复合重复放电	↑↑	N	↑↑	减少	↓↓↓（单纯相）
右股直肌	0	0	↑	N	↑↑↑	减少	↓↓↓（单纯相）
右股内侧肌	0	0	↑	↓↓	↑↑↑	减少	↓↓↓（单纯相）

N，正常

小结

1. 下肢感觉和运动传导未引出。

2. 上肢感觉和运动传导速度减慢、波幅减低。正中神经 CMAP 波幅双侧不对称（右＞左）。

3. 左侧正中神经、尺神经前臂段运动传导可见波形离散现象。

4. 远端运动潜伏期及 F 波潜伏期延长，但与节段传导速度相一致。

结论

符合重度脱髓鞘性感觉运动周围神经病伴有波形离散。EMG 检查符合重度脱髓鞘伴有轻度继发性轴索病变。

腓肠神经活检　脱髓鞘及轴索性神经病，未见明确巨噬细胞相关脱髓鞘现象。电镜下可见髓鞘松解现象。

诊断

POEMS（多发性神经病–脏器肿大–内分泌病 -M 蛋白–皮肤改变）综合征。

治疗

患者进行了美法仑 200 mg/m² 外周血自体干细胞移植治疗，伴有轻微毒副作用，后出院。8 个月后复诊时他可拄单拐行走，远端肢体肌力开始改善。视盘水肿、脏器肿大和皮肤改变症状均有改善。

讨论

患者出现脱髓鞘性周围神经病时鉴别诊断需考虑 POEMS 综合征。患者表现可能类似于 CIDP，但腓肠肌疼痛的病史、上肢或下肢远端水肿（特别是类似血管源性）以及皮肤指甲改变，都高度提示 POEMS 的诊断。甚至即使无上述提示，快速进展、严重肢体远端力弱，以及神经电生理显示在脱髓鞘基础上早期出现轴索改变，都须增加临床医师对该病疑诊的级别。对 CIDP 标准化治疗如激素或 IVIG 治疗效果欠佳时也须警惕该病。

该病诊断标准（表 12.4）需满足多发性神经病和副蛋白血症两个必要特征，40 岁以下患者出现后者即有显著意义。主要支持性标准为下列之一，包括 Castleman 病（又称为巨淋巴结增生或血管滤泡性淋巴结增生）、硬化性骨病和 VEGF 水平升高；以及数个次要标准之一，即可构成其诊断。能评估 VEGF 水平已经极大地简化了其诊断。

可供选择的治疗方案在不断增加。对于孤立病灶，放疗伴或不伴手术治疗可能就足够了。美法仑（Melphalan）和激素或其他化疗药物的治疗效果较差。然而，Li 等最近一篇文章发现该类药物的疗效可能比之前认为的要好。对于病前状态较好的年轻患者来说，自体干细胞移植也是一个治疗选择，并且其中期效果非常好。报道的致死率在 2% ～ 4%，或许轻微高于其他血液疾病的自体移植。之前期望很高的抗 VEGF 单克隆抗体贝伐珠单抗（Bevacizumab）目前效果让人失望，但来那度胺（Lenalidomide）（IL-6 抗体）在与其他化疗药联用的病例报告和小样本研究中显示出阳性结果。

生化水平的复发并非少见，5 年随访期间约 1/4 患者出现。然而，VEGF 水平升高或副蛋白血症再次出现并不总是伴随着神经系统残障复发。

症状恢复总是缓慢的，患者可能数月或 2 年过去了都没有任何进步，然后才开始出现显著的恢复。

表 12.4　POEMS 综合征诊断标准	
必备主要标准	1. 多发性神经病（典型的脱髓鞘） 2. 单克隆浆细胞增殖疾病（几乎总是 λ）
其他主要标准 （需要一条）	3. Castleman 病[a] 4. 硬化性骨病 5. 血管内皮生长因子升高
次要标准	6. 脏器肿大（脾大、肝大或淋巴结肿大） 7. 血管外容量超载（水肿、浆膜腔积液或腹水） 8. 内分泌病（肾上腺、甲状腺[b]、垂体、性腺、甲状旁腺、胰腺[b]） 9. 皮肤改变（色素沉着、多毛症、肾小球血管瘤、多血症、手足发绀、脸红、白甲） 10. 视盘水肿 11. 血小板增多和红细胞增多症[c]
其他症状和体征	杵状趾、体重下降、多汗症、肺动脉高压和限制性肺疾病、易栓症体质、腹泻、低维生素 B_{12} 水平

诊断 POEMS 综合征需满足两项必备主要标准、一项其他主要标准，以及一项次要标准。

[a]Castleman 病变异型 POEMS 综合征，可无单克隆浆细胞病证据，未包括在本表。此情况须单独考虑。

[b] 因为糖尿病和甲状腺异常发生率高，此类诊断不能单独作为满足次要标准的要素。

[c] 大约 50% 患者将出现骨髓改变，可区别于典型 MGUS 或骨髓瘤。贫血和（或）血小板减少在此综合征非常少见，除外见于 Castleman 病

参考文献

Dispenzieri A. POEMS syndrome: update on diagnosis, risk-stratification, and management. Am J Hematol. 2012;87(8):804–14.

Kuwabara S, Dispenzieri A, Arimura K, Misawa S, Nakaseko C. Treatment for POEMS (polyneuropathy, organomegaly, endocrinopathy, M-protein, and skin changes) syndrome. Cochrane Database Syst Rev. 2012;6:CD006828. doi:10.1002/14651858.CD006828.pub3.

Li J, Zhou DB. New advances in the diagnosis and treatment of POEMS syndrome. Br J Haematol. 2013;161(3):303–15. doi:10.1111/bjh.12236.

病例 13
一位索马里人出现进展性运动力弱

Mohamed Mahdi-Rogers，Matilde Laurá，Mary M. Reilly

汪伟　译　汪仁斌　校

病史

患者为 43 岁索马里籍男性，他 26 岁移民到英国，主因进展性下肢力弱 20 年就诊。他出生时正常，运动发育无延迟。他踢足球且前 20 年运动功能正常。在 20 余岁时，他开始跛行，同时出现踢足球后数天都有脚痛因而不再踢球。他出现腿部力弱，并在随后的 20 年缓慢进展。他 26 岁时开始用夹板，40 岁时开始用拐杖。他 41 岁开始出现手部力弱伴有骨间肌萎缩。他没有感觉异常症状。

他的父母约有 70 岁，体健。他有 5 个兄弟及 3 个姐妹，均没有神经系统疾病史。患者有 5 个健康的子女，年龄在 4～17 岁之间。没有近亲结婚史。

体格检查

他行走时步态摇摆伴有双侧足下垂。

脑神经查体正常，颈部肌力正常。

未见翼状肩胛。上肢远端包括前臂屈肌及手部固有肌可见萎缩，且第一背侧骨间肌（FDIO）受累较拇短展肌（APB）显著。双侧第一背侧骨间肌力弱 MRC 1/5 级，拇短展肌为 4/5 级。双下肢可见大腿中部以远对称性萎缩（图 13.1）。双侧屈膝和伸膝力弱，肌力 MRC 4/5 级，踝以远无运动。双上肢腱反射存在，下肢腱反射和跖反射未引出。所有感觉查体正常。

辅助检查

实验室检查　血铅及白细胞酶学检测均正常。

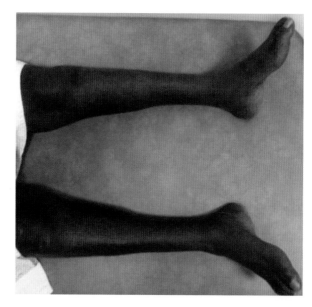

图 13.1　患者下肢可见严重远端肌肉萎缩，累及小腿的前部及后部肌群

神经电生理检查　见表 13.1 和表 13.2。

表 13.1　感觉和混合神经传导检查	右侧		左侧	
	μV	m/s	μV	m/s
正中神经（指 3- 腕）	33	62	33	60
尺神经（指 5- 腕）	19	60	19	58
腓肠神经（小腿 - 踝）	18	35	21	35
腓浅神经（小腿 - 踝）	10	42	15	34

表 13.2　运动神经传导检查	右侧	左侧
正中神经（表面电极置于拇短展肌）		
DML	3.9 ms	4.0 ms
CV（腕 - 肘）	54 m/s	54 m/s
CV（肘 - 腋）	—	50 m/s
CMAP（腕）	5.8 mV	5.5 mV
CMAP（肘）	5.7 mV	5.0 mV
CMAP（腋）	—	4.8 mV
F 波最短潜伏期（腕）	31.4 ms	30.9 ms

表 13.2　运动神经传导检查（续）		
	右侧	左侧
尺神经（表面电极置于小指展肌）		
DML	3.4 ms	4.9 ms
CV（腕-肘下）	48 m/s	41 m/s
CV（肘）	56 m/s	67 m/s
CV（肘上-腋）	43 m/s	—
CMAP（腕）	0.5 mV	0.2 mV
CMAP（肘下）	0.5 mV	0.2 mV
CMAP（肘上）	0.5 mV	0.1 mV
CMAP（腋）	0.5 mV	0.2 mV
CMAP（Erb 点）	0.2 mV	—
尺神经（表面电极置于第一背侧骨间肌）		
DML	4.5 ms	3.5 ms
CV（腕-肘下）	56 m/s	59 m/s
CV（肘）	42 m/s	63 m/s
CV（肘上-腋）	56 m/s	52 m/s
CMAP（腕）	0.7 mV	1.3 mV
CMAP（肘下）	0.5 mV	1.1 mV
CMAP（肘上）	0.3 mV	1.2 mV
CMAP（腋）	0.3 mV	1.0 mV
CMAP（Erb 点）	—	0.7 mV

DML，远端运动潜伏期；CV，传导速度；CMAP，复合肌肉动作电位

结论

感觉传导均在正常范围。上肢尺神经小指展肌（ADM）及第一背侧骨间肌（FDIO）记录 CMAP 波幅均下降，正中神经测定正常，远端运动潜伏期和运动传导速度与运动轴索丢失程度相一致。下肢运动传导未引出波形。

同心针极肌电图　针极肌电图显示下肢骨骼肌远端重于近端的失神经损害。上肢尺神经支配的骨骼肌可见失神经损害。

基因检测　热休克蛋白 B1（HSPB1）基因存在一处杂合突变（Ser135Hys）。

诊断

远端遗传性运动神经病 2B 型（hereditary motor neuropathy type 2B，HMN2B）。

讨论

患者表现为长度依赖性缓慢进展的肢体力弱，不伴有感觉缺失。神经电生理检查显示对称性长度依赖性运动神经病伴有腓肠神经动作电位保留。患者出现摇摆步态提示近端肌病的可能，但针极肌电图不支持。临床表现和相应的神经电生理特点都与远端遗传性运动神经病（HMN）相符。由于没有家族史，很重要的一点是需排除其他导致运动神经病的病因，例如多灶性运动神经病伴传导阻滞、运动变异型慢性炎性脱髓鞘性多发性神经根神经病（临床表现不典型，并且神经传导检查未见阻滞或脱髓鞘）、铅中毒、己糖氨酶缺乏。

远端 HMN 的临床表现可与轴索型 Charcot-Marie-Tooth 病 2 型（CMT2）相似，二者的临床鉴别有时是非常有挑战性的。神经电生理可辅助鉴别这两种疾病，因为 CMT 患者的感觉神经动作电位通常下降或消失，但在远端 HMN 患者通常是正常的。这两类疾病可以是等位基因病，可由数个基因突变所引起，包括 *GARS*、*HSPB1* 以及 *HSPB8*，且通常以运动受累为主要临床表型。

HMN2 是经典型常染色体显性遗传远端 HMN，可由 *HSPB8*（HMN2A）、*HSPB1*（HMN2B）、*HSPB3*（HMN2C）基因突变所致。*HSPB8* 和 *HSPB1* 基因也可相应地导致 CMT2L 和 CMT2F，此时伴有感觉缺失。还有多种其他类型 HMN，但仅约 20% 的病例能发现基因突变，其中主要的几种描述如下。

BSCL2、*GARS*、*REEP1* 突变导致常染色体显性遗传的 HMN5，以上肢受累为主。*SLC5A7* 及 *DCTN1* 基因突变可分别导致常染色体显性遗传的 HMN7A 和 HMN7B，二者都伴有特征性的声带麻痹。senataxin（*SETX*）错义突变可导致常染色体显性遗传的远端型 HMN 伴锥体束受损，而同一个基因的无义突变可导致常染色体隐性遗传的共济失调伴眼动失用症 2 型。最近，一型以下肢受累为主的先天性脊髓性肌萎缩症（spinal muscle atrophy，lower-extremity predominant，SMALED）被发现，可由 *DYNC1H1* 及 *BICD2* 突变所致。HMN6 通常是一种严重的常染色体隐性遗传的远端 HMN，由 *IGHMBP2* 突变所致。该病以婴儿期呼吸系统症状及肢体远端受累为主要表现（称为脊髓性肌萎缩症伴呼吸窘迫 1 型）。另有一种 X 连锁型远端 HMN，由 *ATP7A* 基因（SMAX3）突变所致。

本例患者显示，即使在没有阳性家族史时，遗传性周围神经病也需作为鉴别诊断而考虑。详尽的家族史并非总是可获得的；亲属可能未能存活足够时间而出现遗传病，或者即使出现但症状轻微并不被亲属注意到。非亲生父母关系也会带来家族史解释的困难。在显性遗传疾病中新发突变可能发生，而隐性遗传疾病在小家庭中出现阴性家族史也非少见。

就像多数遗传性周围神经病一样，远端 HMN 的治疗主要重点在症状控制，包括康复师、骨科医师、矫形科医师共同参与，给予疼痛控制，提供遗传咨询辅助诊断、预测疾病、产前诊断或者最近出现的移植前基因检测。

参考文献

Reilly MM, Shy ME. Diagnosis and new treatments in genetic neuropathies. J Neurol Neurosurg Psychiatry. 2009;80(12):1304–14.

Rossor AM, Kalmar B, Greensmith L, Reilly MM. The distal hereditary motor neuropathies. J Neurol Neurosurg Psychiatry. 2012;83(1):6–14.

病例 14
一位起搏器植入男性出现行走困难

Mohamed Mahdi-Rogers，Matilde Laurá，Mary M. Reilly

汪伟　译　汪仁斌　校

病史

　　一位 66 岁老年男性，主因逐渐进展的腿部力弱和从椅子站起困难 2 年就诊。他感到膝以远麻木不适伴有剧烈尖锐刺痛。他曾因右侧重于左侧的拇指、示指、中指麻木刺痛而诊断为双侧腕管综合征。他随后进行了右侧腕管减压术，但症状未有改善。上肢出现症状 4 个月后，他出现右侧进展性足下垂和右足外侧感觉异常，继而 6 个月内左足也出现类似症状。

　　他在首次就诊神经科的 4 年前因心脏停搏植入永久性起搏器。他体重下降约 7 磅（约 3.2 kg），但无其他系统性症状。他继而出现夜间腹泻、夜尿增多以及勃起功能障碍。

　　他父亲 76 岁时去世，去世 8 年前出现进展性力弱累及上、下肢，但无延髓受累，最终诊断为运动神经元病。

体格检查

　　脑神经查体未见明显异常。

　　上、下肢远端可见萎缩，右侧重于左侧。上肢远端力弱：按 MRC 分级法，第一背侧骨间肌（FDIO）右侧 4/5 级，左侧 3/5 级；拇短展肌（APB）右侧 2/5 级，左侧 3/5 级；双侧小指展肌（ADM）及拇长屈肌（FPL）4/5 级。

　　下肢远端和近端力弱，双侧屈髋、屈膝及伸膝 4/5 级；踝背屈肌力右侧 3/5 级，左侧 4/5 级；踝跖屈肌力右侧 2/5 级，左侧 4/5 级。

　　上肢腱反射存在但减低，下肢腱反射消失。跖反射阴性。

　　右侧正中神经、尺神经及桡神经分布区斑片状感觉缺失，左侧肘以下感觉缺失。下肢膝以远斑片状针刺觉减低。右手腕以远、左侧掌指关节以远振动觉减低，双踝振动觉存在。关节位置觉正常。

　　卧位血压是 132/71 mmHg，心率 81 次 / 分；3 min 立位测量血压 117/69 mmHg，心率 86 次 / 分。

辅助检查

　　血液检查　血糖、肌酸激酶、维生素 B$_{12}$、叶酸，同型半胱氨酸、甲状腺功能试验、抗核抗体（ANA）均正常。血清蛋白电泳及免疫固定电泳未见副蛋白。ANCA、ENA 及类风湿因子均阴性。乙型肝炎、丙型肝炎血清学检查阴性。尿本周蛋白阴性。冷球蛋白检测阴性。

　　神经电生理检查　感觉传导测定未引出波形。双侧 APB 记录远端运动潜伏期延长，左侧较右侧明显。APB 记录运动反应波幅下降，左侧较右侧明显。前臂运动传导速度不同程度减慢。下肢运动反应波幅下降或未引出波形。EMG 显示慢性长度依赖性神经源性损害，但未见活动性失神经电位。

　　血清淀粉样蛋白 P 组分（serum amyloid P component，SAP）显像　主要脏器未见淀粉样蛋白沉积（心脏未做显像检查）。

　　超声心动图　室间隔壁厚 12 mm，左心室基底下段室壁活动度减低及轻度收缩功能受损。舒张功能因起搏心律而难以评估，似为异常。

　　神经活检　腓肠神经可见淀粉样物质沉积（图 14.1）。

　　基因检测　转甲状腺素蛋白（TTR）基因测序确认一个 Val30Met 突变。

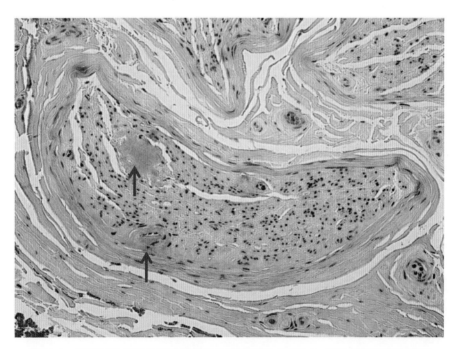

图 14.1　刚果红染色可见阳性嗜酸性均质样物质（箭头），符合淀粉样蛋白沉积

诊断

家族性淀粉样变多神经病（familial amyloid polyneuropathy，FAP），*TTR* 基因 Met30 突变所致。

讨论

患者初始临床表现为多发性单神经病（双侧腕管综合征和双侧足下垂），提示血管炎性神经病的可能。然而，心脏停搏需要起搏器植入的病史以及随后出现的自主神经症状提示淀粉样变多神经病的可能。就像本例患者一样，淀粉样变性患者在发生其他症状数年前出现腕管综合征的情况很常见。

神经传导检查显示明显的长度依赖性感觉运动轴索神经病，同时也有证据显示局灶性运动传导速度减慢及远端运动潜伏期延长。此种情况有时会导致淀粉样变多神经病患者被误诊为慢性炎性脱髓鞘性多发性神经根神经病（CIDP）。显著的神经病理性疼痛提示小纤维受累，这在淀粉样变多神经病患者中常见，可以辅助鉴别 CIDP。

出现自主神经功能障碍，包括直立性低血压、腹泻与便秘交替、尿失禁以及勃起功能障碍，也可辅助鉴别淀粉样变多神经病与 CIDP，虽然这些症状可能在患者初次就诊时不显著。神经传导检查发现叠加的双侧正中神经病变（腕管综合征）也与诊断淀粉样变多神经病相符。

如果肢体神经病理性疼痛是主要的初始就诊原因，那么鉴别诊断包括不同病因所致的小纤维神经病，例如糖尿病、糖耐量受损、HIV 以及营养缺乏。自主神经以及心脏症状或快速进展累及大纤维的神经病变可辅助鉴别淀粉样变多神经病与其他病因。

拟诊淀粉样变多神经病患者需要组织病理诊断，如果神经病变是就诊原因，常做神经活检来发现神经内膜、神经外膜以及血管周围的淀粉样物沉积，以及排除其他诊断（如血管炎或 CIDP）。淀粉样物质常是斑片样沉积，一次阴性的活检并不能排除该诊断。如果拟诊该病的线索充分，需要重复进行该活检或者其他受累组织（如直肠或腹部脂肪）活检。刚果红染色淀粉样蛋白染色阳性（图 14.1），并且在偏振光下观察为双折射苹果绿。

家族性淀粉样变多神经病与单克隆免疫球蛋白轻链淀粉样病常见的临床表现均为进展性神经病变，两者活检改变亦相似。

为确诊家族性淀粉样变多神经病，应进行 *TTR* 基因的直接 DNA 测序。本例患者存在 Val30Met 突变。Val30Met 突变是最常见的 *TTR* 突变，导致 *TTR* 基因第 30 位氨基酸——缬氨酸被甲硫氨酸替换。该突变在葡萄牙、日本、瑞典等部分地区具有地域性。在上述地域以外的地方例如英国，患者的起病年龄较晚，就像本例患者。

TTR 相关家族性淀粉样变多神经病为常染色体显性遗传。*TTR* 杂合突变个体的每个子女都有 50% 的概率遗传该致病突变。本例患者没有明确的家族史，然而患者父亲的神经系统疾病考虑到其病程，推测或许是家族性淀粉样变多神经病而不是运动神经元病。

　　自主神经功能异常的适当管理以及神经病理性疼痛的最佳治疗，对于提高患者的生活质量非常重要。患者出现严重感觉缺失时需建议足部护理，以避免无痛性溃疡。如果出现病态窦房结综合征或二度或三度房室传导阻滞，则植入心脏起搏器是适合的。症状性腕管综合征患者可行减压手术，玻璃体沉积患者可行玻璃体切除术。

　　TTR 相关家族性淀粉样变多神经病的唯一特异性治疗是原位肝移植以清除异常 TTR 产生的源头。对于出现重度周围神经病、严重自主神经功能障碍或显著心脏受累的患者，不推荐原位肝移植。许多患者（特别是老年）可能也不能耐受肝移植。携带 Val30Met 突变的患者较携带其他突变的患者从肝移植治疗中获益更多。虽然本例患者携带 Val30Met 突变，他的年龄、超声心动图显示心肌病以及传导异常需起搏器治疗的病史，提示他不适合做肝移植治疗。

　　应向所有 *TTR* 相关家族性淀粉样变多神经病患者提供遗传咨询服务。

参考文献

Murphy SM, Reilly MM. Amyloid neuropathies. Advances Clin Neurosci Rehabil. 2011; 11(1):16–9.

Planté-Bordeneuve V, Said G. Familial amyloid polyneuropathy. Lancet Neurol. 2011; 10(12):1086–97.

病例 15

痉挛、力弱和束颤

Richard W. Orell

汪伟　译　汪仁斌　校

病史

　　一位 50 岁右利手男性，主因缓慢进展的右上肢力弱 6 个月就诊。他注意到右手背侧肌肉萎缩。否认疼痛，感觉正常。左上肢正常。他注意到双上肢肌肉颤搐 1 年，最近左腿也出现。近 2 个月他出现左上肢长时间用力后痉挛，活动后膝盖后部疼痛，以及小腿后部严重的夜间痛性痉挛。他开瓶盖、持刀、切食物费力，需用拳头而不能仅用手指握持剃须刀。

体格检查

　　脑神经查体正常。

　　右手肌肉轻度萎缩（图 15.1）。右前臂伸肌可见束颤。拇短展肌（APB）、第一背侧骨间肌（FIDO）和小指展肌（ADM）肌群以及伸腕力弱，屈腕力弱但略好。感觉查体正常。反射对称正常，上肢需加强试验引出。下肢查体正常。跖反射阴性。

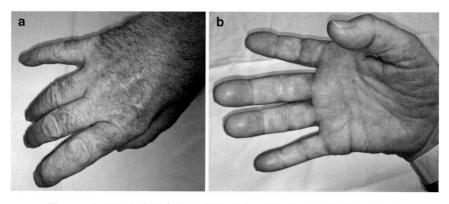

图 15.1 （a 和 b）出现力弱 10 年随访时右手外观。肌容积仍相对保留

辅助检查

血液检查　正常，包括肌酸激酶。神经节苷脂 GM1 IgG 及 IgM 抗体均为阴性。

脑脊液检查　细胞数正常，蛋白质正常（0.48 g/L），糖 4 mmol/L。寡克隆区带可见于 CSF 而未见于血清。

脑及脊髓 MRI 检查　正常。

神经传导检查　见图 15.2。显示感觉传导正常。左侧尺神经可见传导阻滞，双侧尺神经 F 波测定未引出波形。右侧正中神经 F 波潜伏期轻度延长（33.9 ms），左侧正中神经传导速度减慢（23 m/s）、F 波测定未引出波形。右侧腓神经和左侧胫后神经可见传导阻滞，双侧这些神经 F 波测定未引出波形。

同心针极肌电图　显示轻度插入电位活动增加，少量纤颤电位，偶见束颤电位，左侧肱二头肌可见中度多相大运动单位电位。右侧三角肌、肱二头肌、左侧第一背侧骨间肌及双侧胫前肌可见多相波。右侧第一背侧骨间肌偶见自发复合重复放电现象，伴单个运动单位快速发放。

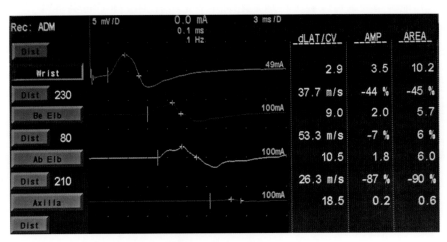

图 15.2　左侧尺神经的神经传导检查。左侧前臂和上臂的运动传导速度减慢（分别为 38 m/s 和 26 m/s），前臂有传导阻滞，肘部传导速度正常（53 m/s）

诊断

多灶性运动神经病伴传导阻滞。

治疗

初始治疗为静脉点滴免疫球蛋白，2 mg/kg 5 天内使用，约从输液治疗第 4 天开始，患者发现痉挛缓解且力量有所恢复，其恢复程度超过 50%。右手小肌肉残留轻微力弱。

束颤仅出现在右侧肱三头肌。患者右手力弱复发了一次，再次免疫球蛋白输液治疗后好转。在输注免疫球蛋白治疗随访的 10 年间，他需要轻微增加输注的频率，由开始的每 8 周一次到每 5 周一次，以维持右手的功能。

讨论

患者以非对称的进展性手部力弱起病，更广泛肌群出现束颤，提示运动神经元病或肌萎缩侧索硬化症的可能。神经传导检查和 EMG 确定这是运动神经病，并伴有多灶性传导阻滞和传导速度减慢的特点。患者发病年龄为青年男性，手部肌群受累，是多灶性运动神经病伴传导阻滞的典型表现。虽然该病罕见，将其与肌萎缩侧索硬化症进行鉴别非常重要，因为该病是可治性疾病。该病与慢性炎性脱髓鞘性多发性神经根神经病（包括多灶性、非对称性、感觉运动性 Lewis-Sumner 综合征）的鉴别也很重要，因为激素及血浆置换治疗可能加重多灶性运动神经病。

多灶性运动神经病伴传导阻滞的病因推测是免疫性。已经知道神经功能受损的范围较局部传导阻滞要广泛。高滴度的神经节苷脂 GM1 抗体检出率为 50% ～ 60%，但也可见于其他类型周围神经病（特别是运动纤维受累），因此非诊断特异性。

随机对照试验证实免疫球蛋白治疗有效。通常需要重复输注。尽管重复输注，患者潜在力弱通常仍缓慢进展，推测是继发轴索变性所致。泼尼松和血浆置换通常无效，且可能导致进展加重。其他免疫抑制剂，包括环磷酰胺也会经验性使用。

参考文献

Van der Pol WL, Cats EA, Straver DC, Piepers S, Franssen H, van den Berg LH. Multifocal motor neuropathy: diagnosis, pathogenesis and treatment strategies. Lancet Rev Neurol. 2012;8:48–58.

病例 16

一位自幼无力的女性

Robin Howard

金苏芹　译　汪伟　校

病史

一位 52 岁女性，自 2 岁半起开始出现运动能力下降，进展性蹲起困难，需要扶助。她所有运动发育里程碑均落后。她依靠脊柱支架和双侧行走辅助器保持行走能力数年，最终在十来岁时需要依靠轮椅活动。青春期后，她出现了严重的腰椎侧凸、坐位困难、姿势和头部控制障碍；不依靠脊柱支架的情况下不能端坐。

25 岁左右她出现了进食困难的症状，并接受了经皮内镜胃造瘘手术治疗。36 岁时她出现了进展加重的夜间呼吸困难和低通气、端坐呼吸以及睡眠障碍，并开始需要夜间应用一台 NIPPY 呼吸机和面罩辅助通气。在之后的 10 年中，她反复因严重支气管肺炎住院治疗，但通过适当的支持都能好转出院。

目前她每天晚上仍需要大约 12 h 的 NIPPY 呼吸机辅助通气，仍然反复出现肺部感染。她仍然通过胃造瘘口进行营养支持，但也可以经口正常进食。

她目前能够很好地应对残疾，并在家庭护理员的帮助下，仍可继续很好地完成一名高级公务员的工作。

体格检查

查体可见患者身体功能严重受损，需要使用电动轮椅。面部和延髓肌肉明显无力，肢体消瘦、挛缩，仅双手可小幅度地动作。脊柱后凸严重，髋关节呈屈曲位挛缩及固定。

辅助检查

神经电生理检查　幼年时检查显示广泛脊髓前角细胞病变。针刺肌活检证实存在神经源性骨骼肌损伤，肌纤维有群组化现象。

诊断

SMN 基因 7 号外显子缺失，诊断为脊髓性肌萎缩症 Ⅲ 型。

讨论

　　脊髓性肌萎缩症（spinal muscular atrophy，SMA）是一组以脊髓前角运动神经元和脑干运动核团变性为特点的疾病，锥体束和感觉神经元不受累，主要为常染色体隐性遗传。SMA 是儿童中第二常见的常染色体隐性遗传病（每 6000 ～ 10 000 名活产儿中就有 1 例）。在儿童期发病的 SMA 主要有 3 种类型。

　　SMA Ⅰ 型（婴儿型，Werdnig-Hoffmann 病）　在婴儿期发病，患儿无法独坐，通常 2 岁前死亡。这些患儿可能在子宫中就有胎动少，出生后表现为松软婴儿、哭声弱、不会吸吮和吞咽、不能控制头部运动及不能独坐。活动不能可致脊柱和关节挛缩，患儿通常在 2 岁前死于呼吸衰竭。

　　SMA Ⅱ 型（中间型）　肌无力症状在 6 个月后出现，通常表现为运动发育迟缓。患儿可独坐，但不能独立行走。患者常在成年早期因脊柱后凸侧弯、严重关节挛缩、骨骼畸形及呼吸肌无力等原因死亡，但如果呼吸功能受累较轻或适当给予辅助通气也可延长生存期。

　　SMA Ⅲ 型（青少年型，Kugelberg-Welander 病）　多在儿童早期（＜ 18 个月）发病，通常能独立行走。患者常出现近端肢体无力和萎缩，下肢为著；常见肌束颤动、痉挛和轻微震颤。SMA Ⅲ 型临床表现变异很大，预后通常与发病年龄和严重程度相关，有些可不影响正常寿命。

　　遗传与病因　SMA 常见类型大多与核糖核酸（RNA）代谢异常有关。SMA Ⅰ ～ Ⅲ 型及部分 Ⅳ 型患者（约占 SMA 所有患者的 95%）的病因是运动神经元存活基因 1（*SMN 1*，位于染色体 5q11.2-5q13.3）编码的蛋白质减少。SMN 1 蛋白参与 RNA 代谢，且 SMA 临床表型的严重程度与 SMN1 蛋白的量相关。大多数 SMA 患者该蛋白完全缺失，临床预后取决于 *SMN2* 基因的表达情况。

　　管理　目前该病无特异性治疗方法。现有的治疗手段多是针对骨骼肌相关并发症的治疗，其方法因起病年龄和严重程度有所不同。呼吸机辅助通气对 SMA Ⅱ 型和 Ⅲ 型患者可能是必需的手段。有创通气可能改善部分患者的预后。如果存在夜间低通气的情况，需要进行无创呼吸支持。如果在青春期前即存在椎旁肌无力的情况，患者往往会出现脊柱侧凸；部分患者可能需要脊柱修复手术以维持行走能力和保持呼吸功能。脊柱支架和行走支架等辅助装置可能使年轻患者的活动能力延长数年。

　　随着 SMA 治疗和管理方法的进步，许多患者都可以活到成年。治疗通常需要多学科的合作，涵盖神经内科、呼吸科、消化科、矫形和护理服务等。由于青少年时期可能会失去独立的行动能力，必须考虑适当的轮椅甚至驾驶条件。为将来的教育、工作、怀孕、独立生活做计划以及遗传咨询通常是必要的。

参考文献

Mercuri E, Bertini E, Iannaccone ST. Childhood spinal muscular atrophy: controversies and chal-lenges. Lancet Neurol. 2012;11:443–52.

病例 17

一位隐袭起病、痛性单神经病的男性

Michael P. Lunn

金苏芹　译　汪伟　校

病史

一位 68 岁老年男性，主因右腿疼痛 3 年就诊。最初表现为右小腿外侧部位发作性疼痛，症状持续并逐渐延伸到足底、腿后部及臀部。6 个月左右疼痛区域变得麻木，1 年左右出现进行性下肢无力症状。疼痛感严重，平躺时加重，服用阿片类药物也只能部分缓解。患者长期便秘，近期排尿和性功能无明显变化。

4 年前因"前列腺癌（Gleason 评分 3＋3）"行根治性前列腺切除手术，术后针对前列腺床进行了放疗；并开始注射戈舍瑞林；前列腺特异性抗原水平已降至 3.14 μg/L（正常 0 ～ 4.10 μg/L）。既往有高血压和非胰岛素依赖型糖尿病病史，均控制良好。

体格检查

查体可见右侧臀大肌和腘绳肌萎缩，无束颤。肌张力正常。MRC 分级，屈髋和伸膝肌力均为 5/5 级，伸髋肌力 4/5 级，屈膝肌力 3/5 级，足背屈和跖屈肌力 0/5 级。加强法测试膝腱反射存在，踝反射消失。右侧 L5 ～ S3 皮节区针刺觉减退，肛周感觉（S4 ～ S5）保留。右膝关节以远本体感觉和振动觉减退。双上肢和左下肢查体正常。

辅助检查

CSF 检查　该患者为查找肿瘤细胞进行了 3 次腰穿检查，结果均正常。

神经电生理检查　见表 17.1、表 17.2 和表 17.3。

表 17.1　感觉和混合神经传导检查

	右侧		左侧	
	μV	m/s	μV	m/s
腓肠神经（小腿–踝）	未引出		未引出	
腓浅神经（小腿–踝）	未引出		未引出	

表 17.2　运动神经传导检查

	右侧	左侧
腓总神经（表面电极置于趾短伸肌）		
CMAP（踝）	未引出	未引出
胫后神经（表面电极置于踇展肌）		
DML		8.8 ms
CV（腘窝–踝）		34 m/s
CMAP（踝）	未引出	0.6 mV
CMAP（腘窝）		0.5 mV
F 波最短潜伏期		未引出

CMAP，复合肌肉动作电位；DML，远端运动潜伏期；CV，传导速度

表 17.3　同心针极肌电图

	自发电位		MUAP 形态			募集相	干扰相
	纤颤电位 / 正锐波	其他	时限	波幅	多相波		
右股内侧肌	0	0	N	N	N	N	不恒定
右半膜肌	2+	0				随意运动无 MUAP	
右臀大肌	2+	0				随意运动无 MUAP	
右胫前肌	2+	0	↑↑	↓↓	↑↑	募集减少，早期募集大运动单位	↓↓↓（单纯相）
右腓肠肌（外侧头）	2+	0				随意运动无 MUAP	
左股内侧肌	0	0	N	N	N	N	N
左臀大肌	0	0	N	N	N	N	N
左胫前肌	0	0	↑	↑	↑	募集减少	↓
左腓肠肌（内侧头）	1+	0	↑	N	↑	募集减少	↓↓

MUAP，运动单位动作电位；N，正常

<u>结论</u>

双上肢感觉及运动神经检查均正常。双下肢运动及感觉神经传导显著异常，近端及远端均受累，双侧受累程度不对称。提示神经根或神经丛病变。

MRI 检查（图 17.1）　患者进行了盆腔、腰骶椎及腰骶丛 3 T 磁共振检查（平扫及强化），包括 T1、T2 及 T2 压脂序列。MRI 提示右侧 L5、S1 和 S2 神经根增粗，以 S1 神经根为重。影像学的鉴别诊断包括神经鞘肿瘤、淋巴瘤、转移瘤（最可能为结直肠癌、泌尿生殖系统肿瘤、乳腺肿瘤、腹膜后或盆腔肉瘤或淋巴瘤转移），以及慢性炎性脱髓鞘性多发性神经根神经病（CIDP）。未发现淋巴结肿大。

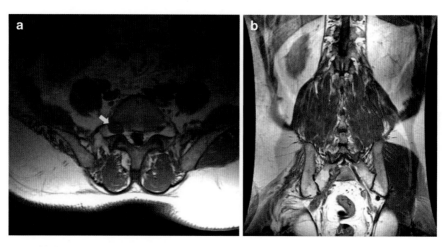

图 17.1　MRI 轴位（a）和冠状位（b）T1 加权像显示右侧 S1 神经根增粗、信号异常（黄色箭头示），以及右侧臀肌萎缩、失神经所致信号异常（红色星号示）。左侧 S1 神经根正常

神经活检　行骶椎板切除和骶 1 神经根活检术。组织学检查显示恶性上皮肿瘤伴有乳头状结构和局灶性腺体形成（图 17.2）。肿瘤细胞前列腺特异性酸性磷酸酶和前列腺特异性膜抗原染色阳性，确诊为转移性前列腺癌。骨扫描没有发现骨转移，也没有发现前列腺肿瘤复发。

诊断

前列腺癌转移浸润脊神经根和神经丛。

治疗

患者接受了阿片类药物镇痛治疗。他已经在使用比卡鲁胺进行雄激素阻断。患者全身系统性治疗方案没有更改，但进行了 18 次局部辅助放疗。患者神经系统的症状在 12 个月的随访中没有加重，且疼痛得到了良好的控制。

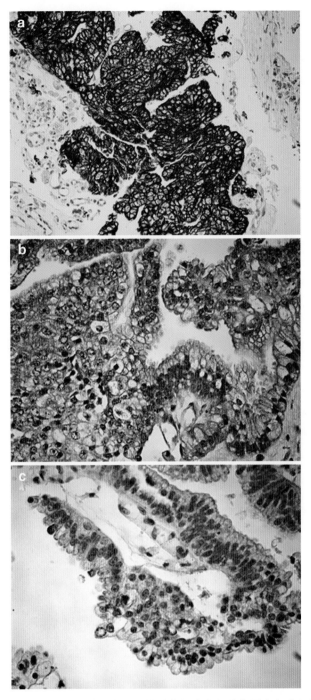

图 17.2　右侧骶 1 神经根活检。（**a**）神经内浸润的肿瘤细胞全细胞角蛋白免疫组化染色强阳性（放大倍数 ×200）。（**b**）H & E 染色可见周围神经内分化良好的肿瘤细胞（未见神经纤维），为具有基底部囊泡核、核仁明显及非典型细胞质空泡的高柱状细胞（放大倍数 ×200）。（**c**）部分散在肿瘤细胞 PSA 染色呈弱阳性（放大倍数 ×200）

讨论

在本例中，腓总神经和胫神经支配区域受累在解剖上将病变定位在坐骨神经及以上部位的损害。臀大肌受累（由臀下神经支配）提示病变位于较高的部位如近端神经丛或神经根。详细的感觉系统查体进一步将病变定位于多神经根受累。

磁共振周围神经成像逐渐成为周围神经检查的重要工具，拓展了体格检查和电生理检查的结果。3 T 核磁可以较清晰地显示较大神经（如坐骨神经）的神经纤维束；但稍小的神经（如桡神经和近端正中神经），其神经纤维束更小，更难清晰显示。神经是否正常，以及所见异常沿神经全长分布的模式、强化的特点均可在 MRI 清晰显示。较小神经（腓肠神经或阴部神经）在 MRI 上仍然很难同周围组织进行区分，容易与伴行血管混淆。

如果患者出现进展性神经功能障碍伴严重疼痛，同时有癌症病史，那么需高度怀疑癌症复发或转移。

鉴别诊断包括一系列周围神经鞘肿瘤（peripheral nerve sheath tumours，PSNT）。PSNT 可以为良性（施万细胞瘤、神经纤维瘤及神经束膜瘤），也可为恶性（恶性施万细胞瘤、神经纤维肉瘤）。恶行周围神经鞘肿瘤大多伴有疼痛，臂丛神经多发。在本文这一罕见病例中，前列腺癌侵犯前列腺局部神经并逆行浸润至神经根是最可能的途径。

参考文献

Brazis PW, Masdeu JC, Biller J. Localization in clinical neurology. 4th ed. Philadelphia: Lippincott Williams and Wilkins; 2001.

Kim DH, Murovic JA, Tiel RL, Moes G, Kline DG. A series of 397 peripheral nerve sheath tumors: 30-year experience at Louisiana State University Health Sciences Center. J Neurosurg. 2005;102:246–55.

Ladha SS, Spinner RJ, Suarez GA, Amrami KK, Dyck PJ. Neoplastic lumbosacral radiculoplexopathy in prostate cancer by direct perineural spread: an unusual entity. Muscle Nerve. 2006;34:659–65.

病例 18

一位垂头的老年女性

Sanjeev Rajakulendran，Dimitri M. Kullmann

金苏芹　译　汪伟　校

病史

一位 64 岁老年女性，主因复视伴咽喉刺痛感 4 周就诊。1 周后，她出现言语含糊不清、吞咽困难、双侧眼睑下垂以及上、下肢无力。之后不久她出现了抬头困难，并开始出现进行性呼吸困难，最终因 Ⅱ 型呼吸衰竭需要气管插管和辅助通气。既往有高血压病史和憩室病。

体格检查

查体可见双侧不完全的眼睑下垂和水平眼肌麻痹，向左侧注视时更明显。伴言语不清、发音困难。肌力查体（MRC 分级）：颈屈肌力 4/5 级，肩外展 3/5 级，屈髋 3/5 级，远端力量相对保留。腱反射对称存在，跖反射呈屈曲反应。感觉查体正常。

辅助检查

<u>常规血液检查</u>　均正常，包括肌酸激酶（CK）。乙酰胆碱受体抗体阴性。

<u>肺活量</u>　就诊时是 2 L，之后下降到 1 L。

<u>血气分析</u>　氧分压 8.9 kPa，二氧化碳分压 7.2 kPa。

<u>神经传导检查和同心针极肌电图</u>　右侧拇短展肌和小指展肌重复神经电刺激（repetitive nerve stimulation，RNS）可见复合肌肉动作电位（CMAP）波幅显著递减（＞10%）。此外，单纤维肌电图可见颤抖增宽，提示神经肌肉接头疾病。

诊断

抗 Musk 抗体阳性，确定诊断为 MuSK 抗体阳性的重症肌无力。

讨论

在这个病例中，重症肌无力诊断需要与肉毒中毒相鉴别。两种疾病在出现肢体无力和呼吸窘迫之前都会出现眼部和延髓症状。然而，该患者的病程以及缺乏自主神经功能障碍，特别是没有瞳孔散大和对光反射消失，更支持重症肌无力的诊断。吉兰-巴雷综合征（guillain-barre syndrome，GBS）中的眼咽-臂型也是应该鉴别诊断的疾病，但患者无感觉异常且腱反射保留，使其诊断为 GBS 的可能性减小。罕见情况下，炎症、感染和恶性肿瘤导致的脑干病变也可以类似的方式起病。

MuSK 抗体是针对突触后膜骨骼肌特异性酪氨酸激酶的抗体。MuSK 同脂蛋白受体相关蛋白 4（lipoprotein receptor-related protein 4，LRP4）相互作用，近来也报道了在乙酰胆碱受体抗体和 MuSK 抗体阴性的重症肌无力患者中发现了 LRP4 抗体阳性。MuSK-LRP4-DOK7 复合物在突触后膜募集乙酰胆碱受体的过程中发挥着重要作用。

MuSK 抗体阳性的重症肌无力多见于女性（约 80%），且与乙酰胆碱受体抗体阳性的重症肌无力（AChR MG）女性患者相比起病年龄更晚。MuSK MG 的临床谱系包括类似 AChR MG 的表型，以及孤立性颈部伸肌无力伴呼吸窘迫。然而，MuSK MG 最显著的特点是眼-面肌-延髓肌无力伴呼吸困难。MuSK 抗体阳性的重症肌无力患者可出现反复发作的呼吸衰竭。

胆碱酯酶抑制剂效果通常不佳，患者往往需要激素和（或）硫唑嘌呤治疗。研究报道对上述治疗反应不佳的 MuSK MG，应用血浆置换治疗效果优于 IVIG，这点不同于 AChR MG，后者血浆置换和 IVIG 效果相当。关于利妥昔单抗治疗 MuSK MG 的报道逐渐增多，效果令人期待。与 AChR MG 不同，MuSK MG 患者并不能从胸腺切除术中获益。

参考文献

Guptill JT, Sanders DB. Update on muscle-specific tyrosine kinase antibody positive myasthenia gravis. Curr Opin Neurol. 2010;23(5):530–5. Review.

病例 19
保存健康，而非蔬菜

Sanjeev Rajakulendran，Dimitri M. Kullmann

金苏芹　译　汪伟　校

病史

一位 37 岁女性，出现吞咽困难、言语不清及呼吸困难 1 天，随后不久出现双腿无力症状。2 天前，患者曾醒后出现复视。她的症状进行性加重，入院 3 天后，其肺活量降至 450 ml，开始进行气管插管和辅助通气。

体格检查

入院查体可见双侧眼睑下垂，瞳孔对光反射和调节反射正常。患者存在水平复视、轻微的双侧面肌无力及构音障碍。另外，肢体近端肌力轻度减低。腱反射对称存在。跖反射为屈曲反应。感觉查体均正常。咳嗽和呕吐反射均减弱。患者处于气管插管和机械通气状态。10 天后查体可见完全性双侧上睑下垂，眼球运动缓慢，双侧瞳孔对光反射迟钝。

辅助检查

血液检查　乙酰胆碱受体抗体阴性。

依酚氯铵（腾喜龙）试验　阴性。

颅脑 MRI　正常。

首次肌电图　正常。

复查肌电图和诊断性试验　已完成。

大便样本　检测出肉毒杆菌 1A 型 PCR 阳性。

诊断

食源性肉毒中毒。

讨论

根据该患者眼肌-延髓肌-呼吸肌无力的分布模式，结合她的年龄和性别，需要考虑重症肌无力的可能，特别是 MuSK 抗体阳性的重症肌无力。

患者入院后腾喜龙试验阴性。另外，该患者接受了 IVIG 和泼尼松龙的试验性治疗，临床症状无改善。上述情况在乙酰胆碱受体抗体阳性 MG（AChR MG）不常见，但在 MuSK MG 中并不罕见。入院 10 天后重复进行单纤维肌电图检查，发现右侧三角肌颤抖异常，提示神经肌肉接头疾病。

另一个需要重点考虑的诊断是肉毒中毒。支持特征包括眼肌和咽肌受累早于四肢无力以及疾病的病程特点。另外，瞳孔对光反射迟钝提示自主神经受累，也支持肉毒中毒诊断。该患者发病前有外出旅行史，回家后食用了家中保存的蔬菜；据此我们对她进行了粪便检查，发现了肉毒杆菌 1A 型 PCR 检测阳性。

肉毒杆菌是一种专性厌氧、可产生孢子的革兰氏阳性杆菌，可以产生 7 种肉毒杆菌神经毒素（A～G 亚型），其中 A、B、E 和 F 型对人类具有致病性。该毒素通过裂解神经末梢突触前膜胞吐作用所需的 SNARE 蛋白，进而抑制乙酰胆碱在神经肌肉接头和自主神经突触处的释放而致病。破伤风神经毒素具有类似的作用机制，但后者通过神经轴突逆行进入中枢而发挥突触抑制作用。

临床上主要根据暴露方式不同对肉毒中毒进行分类。食源性肉毒中毒可因食用未充分灭菌的罐头食品引起。在发生下行性弛缓性麻痹之前，可首先出现胃肠道症状。海洛因使用者在皮肤注射后可能会发生伤口肉毒中毒。因食用蜂蜜导致肉毒中毒多发生在 1 岁以下的婴儿中，而类似的情况也偶见于成年人，特别是那些患有克罗恩病、腹部手术或胃酸缺乏的患者。最后是医源性肉毒中毒，比较罕见，可能发生在那些因医疗或美容目的而接受肉毒杆菌毒素治疗的个体中。在缺乏其他相关的接触途径的情况下，食源性肉毒中毒是本例患者最可能的中毒方式。

食源性肉毒中毒主要以支持治疗为主，但是如果在接触肉毒素早期就疑诊为本病，则可给予抗毒素治疗。

参考文献

Sobel J. Botulism. Clin Infect Dis. 2005;41:1167–73.

病例 20

一位口干、无力的老年男性

Sanjeev Rajakulendran，Robin Howard

金苏芹　译　汪伟　校

病史

一位 64 岁老年男性，主因自觉口干及轻度的体力活动受限 3 个月就诊。此次因意识模糊和身体不稳收入重症监护室。他的病情逐步恶化，并出现呼吸功能不全而需要气管插管和机械通气。随后行气管切开术。

体格检查

减少镇静深度时，查体可发现轻度面肌和延髓肌无力，四肢近端肌肉显著易疲劳和膈肌无力。腱反射减低，但肌肉强直收缩后反射增强。

辅助检查

常规血液检查　正常。乙酰胆碱受体抗体阴性。电压门控钙通道抗体阳性。

CT 扫描　可见肺门和纵隔淋巴结肿大，伴肺实变，以左侧肺底为重。

神经电生理检查　感觉神经检查正常，但复合肌肉动作电位（CMAP）幅度减低。3 Hz 重频电刺激时波幅进一步降低。然而，大力运动时 CMAP 波幅增加超过 100%。

痰脱落细胞学　提示显著的不典型增生，但没发现肯定的恶性肿瘤细胞。

CT 引导下肺活检　证实为小细胞肺癌（small cell lung cancer，SCLC）。

诊断

小细胞肺癌相关 Lambert-Eaton 肌无力综合征。

治疗

患者接受了一个疗程的血浆置换治疗后肢体无力明显改善，并可脱离呼吸机支持。他开始了 60 mg/d 的泼尼松龙治疗，随后应用了一个疗程的静脉免疫球蛋白。

同时，针对 SCLC，他接受了 6 个周期的化疗，症状持续缓解。患者神经功能也逐渐好转，最终在行走器辅助下恢复行走能力，但仍有轻微的近端肢体无力症状。

讨论

Lambert-Eaton 肌无力综合征（Lambert-Eaton myasthenic syndrome，LEMS）是一种少见的累及神经肌肉接头的自身免疫性疾病，临床表现为近端肌无力和自主神经功能障碍。LEMS 的发生与电压门控钙通道（voltage-gated calcium channel，VGCC）抗体有关。该通道是一种由多个亚基组成的大的跨膜蛋白。VGCC 抗体会影响乙酰胆碱释放所需的正常钙内流，在突触前膜乙酰胆碱（acetylcholine，ACh）囊泡量和 ACh 浓度正常、突触后膜乙酰胆碱受体（acetylcholine receptor，AChR）也正常的情况下，干扰突触前膜 ACh 的释放。

大约半数的 LEMS 合并恶性肿瘤，主要是小细胞肺癌（SCLC）；其余患者则往往合并其他自身免疫性疾病，如 I 型糖尿病或甲状腺疾病。

LEMS 临床一般表现为进行性近端肢体无力，盆带肌和大腿多见，可伴易疲劳现象。腱反射常减弱或消失。但在短暂的肌肉用力后，消失的腱反射可以恢复或肌力改善（运动后易化）是 LEMS 典型的表现。常见自主神经功能障碍，如口干、视物模糊、便秘和勃起功能障碍等。可以出现眼肌无力，如上睑下垂和复视症状，也可有延髓肌无力（如构音障碍、吞咽困难和咀嚼困难）。呼吸肌（特别是膈肌）受累并不常见，但在病程晚期可出现呼吸衰竭。

LEMS 诊断主要基于临床症状、电生理检查和 VGCC 抗体检查。电生理检查可出现神经肌肉接头（neuromuscular junction，NMJ）突触前膜病变的特点，与重症肌无力所见不同。LEMS 患者复合肌肉动作电位（CMAP）基线波幅显著降低。高频（10 ～ 50 Hz）重复神经电刺激（RNS）后或者短暂的（如 10 s）肌肉最大等长收缩后，CMAP 波幅通常显著增加。低频（2 ～ 3 Hz）RNS 后波幅中度递减，同突触后膜 NMJ 疾病表现类似。

查找和治疗潜在可能的肿瘤是治疗 Lambert-Eaton 肌无力综合征患者的根本。

LEMS 对症治疗药物主要是增加作用于突触后膜的乙酰胆碱的量，包括胍乙啶、氨基吡啶类药物（如 3,4- 二氨基吡啶）以及胆碱酯酶抑制剂（如溴吡斯的明）。LEMS 免疫治疗包括血浆置换、静脉免疫球蛋白和口服免疫抑制剂。这些药物被认为可以通过减少针对神经肌肉接头突触前膜电压门控钙通道的抗体来抑制异常的免疫应答。

参考文献

Maddison P, Lang B, Mills K, Newsom-Davis J. Long term outcome in Lambert-Eaton myasthenic syndrome without lung cancer. J Neurol Neurosurg Psychiatry. 2001;70:212.

Spillane J, Beeson DJ, Kullmann DM. Myasthenia and related disorders of the neuromuscular junction. J Neurol Nerurosurg Psychiatry. 2010;81:850–7.

病例 21

一位口香糖咀嚼无力且有不良家族史的男性

Richard W. Orrell，Kin Y. Mok

王韵 译 汪伟 校

病史

一位 50 岁男性患者，以口香糖咀嚼无力为首发症状，随后出现言语不清，9 个月后发展为言语不能。发病后 12 个月出现吞咽困难、饮水呛咳，只能进食黏稠食物。此外，患者伴有明显的下颌痉挛，自觉上臂与腿部的肌肉颤搐，不伴肌无力、肌肉痉挛。肢体感觉正常。视力、听力、大小便、呼吸均正常。其他方面无特殊。母亲 65 岁死于运动神经元病（motor neuron disease，MND），上、下肢起病，而后累及延髓部肌肉。

体格检查

查体过程中，患者有严重的说话困难；面部痉挛，伴闭眼频率与嘴部的运动减少；痉挛性构音障碍伴张口困难；下颌阵挛，下颌反射活跃；舌部运动减少伴舌体积减小，无纤颤。余脑神经检查正常。

患者行走正常，双侧股四头肌可见束颤，无明显肌萎缩；左上肢和左下肢肌张力增高显著，右下肢稍轻；左手指肌力、左大踇趾外展肌力轻微减弱。感觉查体正常。腱反射整体异常活跃，双侧跖反射正常。颈部屈伸正常。

辅助检查

<u>常规血液学检查</u> 正常。

<u>脑、脊髓 MRI</u> 正常。

神经传导检查 显示运动和感觉神经传导正常。四肢肌电图提示轻度急、慢性部分失神经改变，偶见束颤。舌肌肌电图正常。

神经心理学测试（在患者尚能言语时进行） 显示患者"韦氏成人智力量表修订版（WAIS-R）"言语量表得分在中下水平，执行量表得分在中等水平，提示患者言语认知轻度低下。与之相符，患者在语言识别记忆测试与语言流畅性测试方面表现差，这两个测试对于额叶功能障碍较为敏感。在另一项额叶执行功能测试方面，患者表现也较差。

基因检测 *SOD1* 基因突变筛查正常。

诊断

对 9 号染色体开放阅读框 72（C9ORF72）中六核苷酸重复序列长度的检测显示存在异常扩增（图 21.1），该患者确诊为家族性肌萎缩侧索硬化症（amyotrophic lateral sclerosis，ALS）伴轻度认知功能障碍。

治疗

给予利鲁唑 50 mg 每日 2 次以减缓 MND 的进展。巴氯芬和替扎尼定治疗无效。给予氟西汀稳定情绪。用肉毒毒素行咬肌注射缓解下颌痉挛，腮腺注射减少唾液分泌。行经皮内镜胃造口术（percutaneous endoscopic gastrostomy，PEG）以促进营养与水化。

讨论

出现不对称性、进行性四肢和延髓部肌肉上、下运动神经元受累的症状，即指向 ALS 或 MND 的诊断。利鲁唑是经批准的减缓疾病进展的药物。该药耐受性好，但是疗效有限，服药患者平均生存期从发病到死亡仍然是 3 ～ 5 年。其他都是对症治疗。本例患者中，巴氯芬和替扎尼定用于缓解肢体痉挛，肉毒杆菌毒素用于减轻下颌痉挛（也用于减少流涎），氟西汀用于稳定情绪和减轻抑郁。PEG 则是维持营养和水化、减少误吸的重要方法。

患者的母亲此前死于 MND。约 5% 的 MND（ALS）患者有家族史，这些患者家系中，最常见的基因改变就是 C9ORF72 中 GGGGCC 六核苷酸重复序列的异常扩增，约占此类家系的 30%。这种异常扩增还可见于额颞叶痴呆（frontotemporal dementia，FTD）的患者和家系。FTD 与 ALS 患者之间在临床与分子生物学上似乎存在重叠。越来越多的人认识到 ALS 患者可能会有不同程度的认知功能受累，尤其 FTD。

其他见于 ALS 的基因通常为常染色体显性遗传，包括约占 20% 的 *SOD1*（铜或锌超氧化物歧化酶）、TAR-DNA 结合蛋白（*TARDBP*）与肉瘤融合-脂肪肉瘤转位蛋白

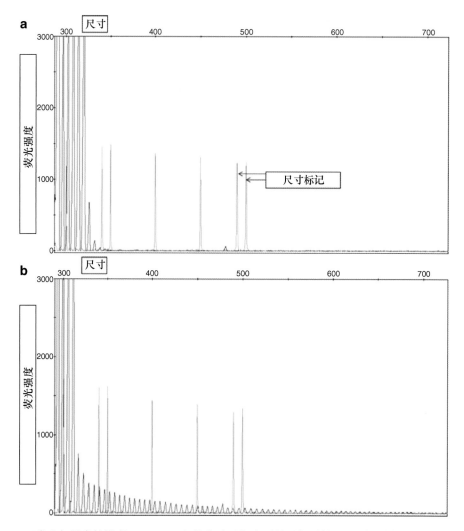

图 21.1　正常人与异常扩增者 C9ORF72 六核苷酸重复序列的重复引物 PCR 检测结果（详见 Majounie et al. 2012）。（**a**）某正常人检测结果示重复序列数小于 10；（**b**）某异常扩增患者的检测结果示大于 70 个峰。全长采用 Southern 印迹检测。呈锯齿尾样式，峰以 6 个碱基对为周期。

（*FUS/TLS*），后两种基因各约占这类病例的 5%。不同人群的基因频率也有所不同。越来越多的基因正在被识别出来，用以解释剩下的病例。散发患者中，高达 7% 的患者会有 C9ORF72 的异常扩增，约 1% 的患者有 *SOD1* 或其他相关基因突变，但是这些患者也有可能只是家族史不清、家系小或者存在不完全外显。

参考文献

Majounie E, Renton AE, Mok K, et al. Frequency of the C9orf72 hexanucleotide repeat expansion in patients with amyotrophic lateral sclerosis and frontotemporal dementia: a cross-sectional study. Lancet Neurol. 2012;11:323–30.

Robin Howard

王韵　译　汪伟　校

病例 22
一例急性综合征起病、恢复多年后复发的患者

病史

患者女性，32 岁，右利手，从事护士工作，由于之前的疫苗接种史有问题，患者与自己刚出生 4 周的女儿一起服用了脊髓灰质炎疫苗。10 天后，患者出现腿部剧烈疼痛感，以右侧显著，刚开始时仅表现为右髋部刺痛感。患者还出现蹲下站起困难，上楼梯困难。症状在 4 周内逐渐加重，随后稳定下来。上楼时仍感腿部疼痛，但能回到工作岗位了。

体格检查

发病 4 周后查体，双腿直腿抬高可至 80°，但左侧坐骨神经拉伸试验阳性。患者从脚跟到脚尖走路困难，蹲下站起困难。脑神经正常，无面肌无力。四肢检查可见右腿股外侧肌轻度萎缩，未见束颤，肌张力正常，四肢近端、躯干轻度无力。共济运动正常。腱反射减弱。感觉检查正常。

辅助检查

常规检查正常。

脑脊液　轻度异常，蛋白质 0.5 g/L（正常 0.25 ～ 0.4 g/L）。细胞计数正常，寡克隆区带与肠道病毒 PCR 阴性。

同心针极肌电图　正常。

诊断

通过随后的 PCR 检测在患者脑脊液中发现了脊髓灰质炎病毒 DNA，提示诊断为疫苗相关麻痹型脊髓灰质炎（vaccine associated paralytic poliomyelitis，VAPP）。第一次就诊时的脊髓灰质炎病毒中和试验显示患者感染了所有三种亚型的脊髓灰质炎病毒。

病史进展

患者急性发病恢复后 15 年再次因"身体功能逐渐衰退 6 年"来诊。患者感到疲乏、持续的肌肉疼痛、四肢疼痛。就诊前 2 年，自觉越来越无力，难以从地板上爬起来。患者当时正在健身房进行大强度锻炼，每周举重 3 次，但是变得越来越累，无法再维持这种强度的训练。

再次查体

全身系统检查正常。脑神经检查未见头部肌肉无力，但有轻度颈屈力弱。躯干肌轻度力弱，平卧坐起困难，无四肢局部的力弱。

诊断

脊髓灰质炎后综合征（post-polio syndrome，PPS）。

讨论

脊髓灰质炎由一种具有高度传染性的肠道病毒引发，经粪-口途径传播。在发生局部免疫反应或者病毒血症期之前的 1～3 周内，该病毒在感染者的咽部和肠道淋巴组织中进行繁殖。病毒会经感染者的唾液腺排出（持续 2～3 天），或经大便排出（持续 2～3 周）。虽然感染率相当高，但 95% 的感染者可无症状或仅有不全的"流感样"症状。脊髓灰质炎的流行通常见于夏季，发生在北半球的温带气候地区，并且在孩子们一起洗澡的地方发病率最高。

在 20 世纪 50 年代末大规模引入疫苗接种计划之后，20 世纪 60 年代初麻痹型脊髓灰质炎的发病率显著降低。然而，不可能进行全球疫苗接种。此外，口服脊髓灰质炎病毒（oral polio virus，OPV）疫苗衍生于脊髓灰质炎病毒，虽然是减毒的，但它可能会发生变异，从而获得类似于野生型的特性。这就可能使得接种者发生 VAPP，特别是有 B 细胞免疫缺陷的接种者。同样，疫苗衍生的脊髓灰质炎（vaccine derived poliomyelitis，VDP）也可能发生在接触者身上，特别是在免疫接种率低的地区。病毒发生变异后将会感染未经免疫的直接接触者（例如给最近接受过 OPV 的婴儿更换尿布者），尤其是在接触者存在免疫抑制时。

在北美、欧洲、日本、澳大利亚和新西兰，消灭野生型脊髓灰质炎的同时，VAPP 与 VDP 的持续发生，导致灭活脊髓灰质炎疫苗（inactivated Polio vaccine，IPV）使用增加，最终还在目前的 all-IPV 计划中进行了推荐。

脊髓灰质炎后功能衰退（脊髓灰质炎后综合征）——急性发病、经过一段时间康复治疗恢复以后，大部分患者可以在很多年里保持功能稳定。然而，目前越来越明确的是，有许多患者在很长的稳定期后还会发展出新的功能障碍。在医学上，可根据患者进展性的肌肉萎缩、无力、疼痛以及疲乏症状来识别和确认这种迟发的功能改变。

大多数患者会感到日常生活、活动能力、上肢功能与呼吸功能的受损。患者通常会说这些症状都是隐匿起病逐渐进展而来，但有时候也可以有明显的诱发事件，例如跌倒或者并发其他疾病。患者可能会出现体力活动后的疲劳延长，或制动一段时间后难以恢复。他们经常会出现新的肌肉骨骼症状，包括痉挛与束颤、肢体或躯干越来越无力、以前稳定的关节变得不稳定（常发生于上肢）、肌肉关节疼痛，以及关节改变（经常有绊倒或跌倒的趋势）。其他突出的症状还包括呼吸与吞咽困难，以及睡眠障碍。

"脊髓灰质炎后综合征"的性质仍有争议，大多数定义均提出这些新发的症状和体征应该除外骨科、神经科、呼吸科或全身性疾病。然而，这些标准不太一致，因为大多数脊髓灰质炎后功能衰退患者都已经有相当多的骨科和神经科的问题，从而使他们本来就容易发展出新的功能缺陷。因此，新损伤的发生往往被认为是由骨骼畸形和先前肌无力造成的长期压力所引起的后果，包括压迫性神经病变、神经根病以及骨科问题。

有效处理脊髓灰质炎后功能衰退需采用多学科的治疗方法，包括针对新增损伤的治疗，以及帮助患者应对新出现的功能缺陷的处理。医生必须认识到患者有可能会察觉到一些通过神经系统检查发现不了的肌无力的功能变化。检查时，严重残疾的轻微恶化都可能会对患者造成功能上毁灭性的恶果。

尽管很少有前瞻性的研究，经验表明脊髓灰质炎后功能衰退不一定是一个持续的过程。疲劳和活动减少通常只会缓慢进展，或趋于稳定。功能衰退的程度还取决于已有功能缺陷的严重程度。预后也取决于导致功能衰退的潜在原因的性质。

参考文献

Farbu E, Gilhus NE, Barnes MP, et al. EFNS guideline on diagnosis and management of post-polio syndrome. Report of an EFNS task force. Eur J Neurol. 2006;13:795.

Gonzalez H, Olsson T, Borg K. Management of postpolio syndrome. Lancet Neurol. 2010;9:634–42.

Howard RS. Poliomyelitis and the postpolio syndrome. BMJ. 2005;330(7503):1314–8.

Kidd D, Williams A, Howard RS. Classical diseases revisited – poliomyelitis. Postgrad Med J. 1996;72:641–7.

病例 23

一例反复肺部感染的男性患者

Robin Howard

王韵　译　汪伟　校

病史

患者男性，62 岁，表现为反复的呼吸道感染，最终发展为 II 型呼吸衰竭。

患者出生和婴儿期均正常，6 岁左右起病，表现为上睑下垂、眼球活动受限以及面部与腿部无力。到 8 岁时，患者不能跑步，并出现逐渐进展的易疲劳性肢体无力。15 岁时被诊断为肌营养不良，但重症肌无力不能除外。给予新斯的明后症状明显改善，被长期使用。

患者成年后仍一直有症状，但肢体无力进展缓慢，40 多岁时行走需用手杖，后来便经常使用轮椅。直到 52 岁时患者因担心会将疾病遗传给孩子才再次就医，咨询神经科医生。当时被怀疑为先天性肌无力。

患者在肺炎后出现 II 型呼吸衰竭。经回忆，他描述自己以前就有慢性夜间低通气的症状，包括端坐呼吸和睡眠障碍。患者经过 2 周的气管插管和机械通气后，改为经面罩间断通气。这证明患者仍有通气不足，须行气管切开术，因此，患者此后一直通过气管切口行夜间通气。

患者的肌无力症状随着易疲劳现象的逐渐增加而加重。

体格检查

查体发现双侧上睑轻度下垂，伴有明显的眼外肌麻痹，上视与外展受累最严重。面部肌肉和四肢普遍无力，特别是肩外展肌、肘屈肌、前臂伸肌以及手部的小肌肉和背屈肌。患者使用手杖辅助行走，长距离则需使用轮椅。

辅助检查

神经电生理检查　显示明显的神经肌肉接头功能异常。重复频率电刺激示小指展肌复合肌肉动作电位波幅递减 50%。单纤维肌电图示颤抖异常，其中 75% 的电位对存在阻滞现象。肌电图呈现出一些肌源性损害的表现。患者的肌无力症状经静脉注射依酚氯胺治疗有显著改善。

基因检测　显示 *CHRNE* 基因存在一处突变，从而诊断先天性肌无力综合征，因乙酰胆碱受体（AChR）动力异常所致（"慢通道综合征"）。

诊断

先天性肌无力综合征（*CHRNE* 基因突变）。

治疗

随后，给予患者氟西汀治疗，调整剂量为 80 mg/d，同时给予新斯的明和溴吡斯的明治疗。65 岁开始口服沙丁胺醇，肢体力量得到显著提高。

讨论

先天性肌无力综合征（congenital myasthenic syndromes，CMS）是一组具有异质性的遗传性疾病，由于神经肌肉接头（neuromuscular junction，NMJ）异常影响正常的突触传递而致病。通常为常染色体隐性遗传，根据神经肌肉传导（突触前膜、突触和突触后膜）的缺陷部位来进行分类，尽管诊断上已越来越依赖于特定基因缺陷的检测。

这种疾病很少见，但与血清阴性的重症肌无力进行鉴别很重要，因为会影响到治疗与遗传咨询。突触前膜缺陷是由于每个突触小泡中的乙酰胆碱（ACh）分子数量减少、量子式释放障碍或单个量子的作用降低导致。突触缺陷则由终板乙酰胆碱酯酶缺乏引起。而突触后膜缺陷作为最常见的病因，是由编码 AChR 亚单位的基因突变所致，这些突变会引起离子通道门控障碍或终板受体数量减少，从而引起慢通道、快通道或 AChR 缺乏综合征。其中慢通道综合征为显性遗传，由离子通道激活延迟引起。

CMS 分型总结于表 23.1。依据基因缺陷及其分子生物学机制对不同的综合征进行分型。

CMS 可以出现在婴儿期，表现为肌张力减低、发育迟滞、运动发育里程碑延迟以及不明原因的呼吸暂停发作。儿童和成人患者主要表现为易疲劳或波动性眼肌、面肌和延髓部肌肉无力，四肢与躯干的肌萎缩和无力也可以很显著。肌无力在青少年时期有发展的趋势，但随后往往趋于稳定。可出现间歇性的肌无力恶化，可能由一些并发事件诱发，如发热等。可有阳性家族史。

在婴儿期，CMS 可能会被误诊为肌营养不良、先天性和代谢性肌病、脊髓性肌萎缩症或脑干结构异常。在儿童和成年期，CMS 则须与血清学阴性的重症肌无力、各类型的运动神经元病（MND）、肢带型肌营养不良（limb girdle muscular dystrophy，LGMD）以及神经病变相鉴别（见表 23.2）。

表 23.1　先天性肌无力的病因

诊断	NMJ 缺陷	基因	临床特征	治疗
突触前膜缺陷				
胆碱乙酰转移酶（Chat）缺乏	ACh 再合成或组装障碍	CHAT	反复呼吸暂停；瞳孔反射受损	对胆碱酯酶抑制剂不敏感
突触缺陷				
终板乙酰胆碱酯酶（AChE）缺乏	在突触间隙锚定乙酰胆碱酯酶失败	COLQ	从婴儿期起反复发作呼吸困难；发作间期可有各种肌无力症状；中轴肌无力	减少激活信号的传递；胆碱酯酶抑制剂或 3，4-二氨基吡啶；麻黄碱
突触后膜缺陷				
AChR 缺陷				
AChR 突变	终板受体减少；无功能的 ε 亚单位被胎儿型 γ 取代	CHRNE CHRNA CHRNB CHRND	新生儿起病，严重的眼肌麻痹，上睑下垂以及眼萎困难，轻度延髓部肌肉或呼吸肌受累；全身性的肌无力	减少激活信号的传递；胆碱酯酶抑制剂或 3，4-二氨基吡啶
AChR 动力异常				
慢通道	结合 ACh 后离子通道激活延长	CHRNE CHRNA CHRNB CHRND	起病年龄不定，常染色体显性遗传；颈部无力伴轻度的延髓部肌肉和呼吸肌受累；由于离子通道激活时间延长（去极化阻滞）导致的终板肌病，引起伸肌肌群和远端肌肉的无力、萎缩	AChR 离子通道开放阻滞剂；氟西汀、奎尼丁
快通道	结合 ACh 后离子通道激活时间异常缩短	CHRNE CHRNA CHRND	出生时呼吸功能不全；反复呼吸危象；严重的眼肌麻痹	减少激活信号的传递；胆碱酯酶抑制剂或 3，4-二氨基吡啶

表 23.1　先天性肌无力的病因（续）

诊断	NMJ 缺陷	基因	临床特征	治疗
AChR 聚集途径				
Rapsyn 突变	运动终板 AChR 缺乏或不稳定	*RAPSN*	先天性多发性关节挛缩症；早发的肌张力减低、延髓部肌肉和呼吸肌受累；面部畸形，手与脚踝挛缩；发作性呼吸衰竭；随时间有改善的趋势	减少激活信号的传递；胆碱酯酶抑制剂或 3，4- 二氨基吡啶
DOK7	与控制 AChR 聚集的 MuSK 结合；突触发育不全	*DOK7*	高度多样性；肢带肌无力近端＞远端；儿童期；鸭步、跌倒、上睑下垂、延髓部肌肉和呼吸肌受累；良性型可成长至成年	溴吡斯的明使其恶化；3，4- 二氨基吡啶；麻黄碱、沙丁胺醇

NMJ，神经肌肉接头；ACh，乙酰胆碱；AChR，乙酰胆碱受体

表 23.2　　CMS 鉴别诊断	
新生儿	脊髓性肌萎缩
	先天性肌病——中央核、杆状体、肌管
	先天性肌营养不良
	线粒体肌病
	脑干异常
	Mobius 综合征
	婴儿型肉毒中毒
	自身免疫性重症肌无力
年长患者	运动神经元病
	周围神经病
	先天性肌营养不良——面肩肱型、肢带型
	线粒体肌病
	重症肌无力（AChRAb，MuSKAb，SNMG）

　　慢通道综合征的起病年龄不定，可发生于新生儿期，但儿童期或成年期起病更为常见。常见的主诉有奔跑不能与颈屈无力（通常伴有明显的上、下肢无力）。而颈部与上肢远端肌肉（尤其是指伸肌群）可出现选择性受累。

　　慢通道综合征的治疗药物有氟西汀和奎尼丁。两者均可阻滞 AChR 通道开放，从而限制过多的阳离子通过通道，并进一步进入运动终板。AChR 缺乏症的治疗则主要依靠乙酰胆碱酯酶抑制剂和（或）3,4- 二氨基吡啶。这两种药物均能增加突触间隙中 ACh 的浓度，但用于慢通道综合征则可能使症状加重。

参考文献

1. Newsom-Davis J, Beeson D. Myasthenia gravis and myasthenic syndromes, autoimmune and genetic disorders. In: Karpati G, Hilton-Jones D, Griggs R, editors. Disorders of voluntary muscles. 7th ed. Cambridge: Cambridge University Press. p. 660–75.
2. Finlayson S, Beeson D, Palace J. Congenital myasthenic syndromes: an update. Pract Neurol. 2013;13:80–91.

病例 24

一位发作性无力和感觉障碍的医学生

Mohamed Mahdi-Rogers, Zane Jaunmuktane, Matilde Laurá, Mary M. Reilly

边洋　姚生　译　汪伟　校

病史

　　患者为 25 岁的女性，医学生，表现为左手环指、小指刺痛和轻度的力弱。既往偶有左手外侧三个手指刺痛，以及右手手指长时间书写之后刺痛。在 14 岁的时候，她的左手会间断呈现爪型，且当进行某些活动如划船、吹单簧管和弹钢琴时，左手小指会出现活动困难并伴有刺痛。在 24 岁时无明显诱因出现左足下垂，在 4 周内逐渐好转。同时，在背背包后，她的右上臂会出现一阵短暂的局灶性麻木。

　　患者家族中没有已知的类似病史。

查体

　　患者步态正常，足跟站立困难。双侧趾短伸肌萎缩，余肢体肌容量正常。左侧小指展肌肌力 MRC 4/5 级，余肢体肌力正常。四肢腱反射对称存在。感觉检查显示左侧尺神经分布区及左腓总神经远端分布区针刺觉减退。

辅助检查

　　神经电生理检查　见表 24.1 和表 24.2。

　　<u>结论</u>

　　感觉神经传导速度均有轻度减慢，以右侧跨腕处正中神经感觉传导为著。正中神经远端运动潜伏期延长，但正中神经运动传导速度正常。尺神经在跨肘部位运动传导速度减慢，其他部位正常。左侧腓总神经在跨腓骨小头处运动传导速度减慢。

表 24.1　感觉神经传导检查

	右侧		左侧	
	μV	m/s	μV	m/s
桡神经（前臂-腕）	—	—	20	50
正中神经（指 3- 腕）	4	37	12	43
尺神经（指 5- 腕）	10	44	5	48
腓肠神经（小腿-踝）	—	—	11	34
腓浅神经（小腿-踝）	—	—	4	37

表 24.2　运动神经传导检查

	右侧	左侧
正中神经（表面电极置于拇短展肌）		
DML	4.9 ms	4.4 ms
CV（腕-肘）	53 m/s	55 m/s
CMAP（腕）	8.1 mV	8.4 mV
CMAP（肘）	7.9 mV	8.6 mV
尺神经（表面电极置于小指展肌）		
DML	3.2 ms	3.4 ms
CV（腕-肘下）	57 m/s	61 m/s
CV（肘）	40 m/s	32 m/s
CMAP（腕）	10.9 mV	10.4 mV
CMAP（肘下）	11.1 mV	10.2 mV
CMAP（肘上）	10.0 mV	8.1 mV
腓总神经（表面电极置于趾短伸肌）		
DML	—	5.9 ms
CV（腓骨颈-踝）	—	40 m/s
CV（腘窝-腓骨颈）	—	29 m/s
CMAP（踝）	—	2.2 mV
CMAP（腓骨颈）	—	1.6 mV
CMAP（腘窝）	—	1.8 mV

DML，远端运动潜伏期；CV，传导速度；CMAP，复合肌肉动作电位

　　基因检测　第 17 号染色体上有一个 1.4 Mb 的片段缺失，该片段包含了周围髓鞘蛋白 22（PMP22）基因。

诊断

遗传性压力易感性神经病（hereditary neuropathy with liability to pressure palsies，HNPP）。

讨论

患者呈慢性病程、反复发作，表现为由压迫引起的短暂性感觉障碍和足下垂，提示患有 HNPP。同时神经电生理检查表现为广泛的神经传导异常，尤其是在神经卡压点附近传导速度减慢，如右侧正中神经在腕管处，左侧尺神经在肘部及左侧腓总神经在腓骨小头处的传导速度减慢，也符合 HNPP 的诊断。

大多数 HNPP 患者表现为反复发作的压力性麻痹，然而也有非典型症状，如短暂的局灶性感觉症状和肩-腓综合征。这种压力性麻痹症状与获得性压迫性神经病相似，因此即使没有家族史，当患者出现反复发作的压力性麻痹也应该考虑 HNPP 的可能。尽管 HNPP 可影响臂丛神经，但如果症状是反复发作的，应考虑由 *SEPT9* 基因突变引起的遗传性神经痛性肌萎缩。然而，遗传性神经痛性肌萎缩所表现出的剧烈疼痛有助于将其与 HNPP 区分开来。

一般来说，由于 HNPP 患者有明确的复发性的压力性麻痹病史，所以与进行性神经性腓骨肌萎缩症（Charcot-Marie-Tooth disease，CMT）的鉴别并不困难。但当 HNPP 患者有累积性的神经功能缺损时，其表型可能与 CMT 非常相似。HNPP 电生理的异常结果往往比典型的 CMT1 型更加局灶，通过此种方式可以将二者进行鉴别。

HNPP 是一种常染色体显性遗传病，通常是由第 17 号染色体上一个与 CMT1A 型重复突变相同的 1.4 Mb 的片段缺失引起的，该片段包含 *PMP22* 基因区域。而 *PMP22* 基因的点突变很少引起 HNPP。患者临床上仅表现为单神经受累症状，但神经传导检查能发现其他部位局灶性神经脱髓鞘改变是本病的一个重要诊断线索。

神经活检可见脱髓鞘改变及"腊肠样结构"（局灶性的腊肠样神经增粗）改变（见图 24.1）。随着基因检测的广泛应用，疑似 HNPP 患者不再需要进行神经活检。

建议患有 HNPP 的患者避免那些容易使神经受压迫的活动，比如长时间交叉腿坐、将手肘撑在硬物上或者一些需要反复活动手腕的工作。患者需要在手术或分娩前将自己的病情告知医生，因为在这两种状况下都需要长时间保持同一体位。对于神经麻痹通常采取保守治疗，例如通过足踝矫正器改善患者足下垂的症状，这与治疗获得性足下垂相同；又如腕部夹板可以帮助 HNPP 患者改善腕管综合征的症状。

当患者 HNPP 确诊后，需要对其进行遗传辅导，告知其后代有 50% 的概率携带这个突变。如果适当地避免压迫，症状通常比较轻微。

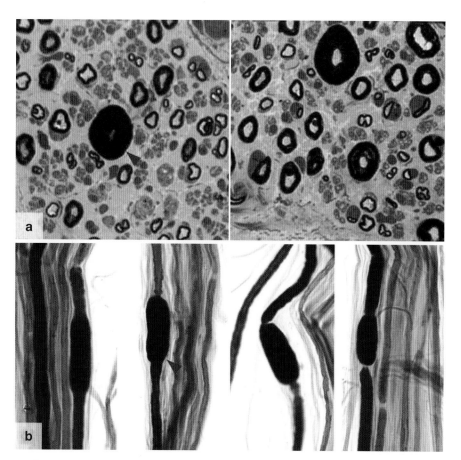

图 24.1 遗传性压力易感性神经病患者腓肠神经活检的形态学表现。（**a**）甲苯胺蓝染色半薄切片显示个别大有髓神经纤维髓鞘明显增厚（红箭头显示其中一个异常纤维）。（**b**）撕单纤维法锇酸染色显示大有髓纤维多发的髓鞘增厚，沿着神经纤维分布呈腊肠样结构（红箭头示其中一个腊肠样结构）。标尺：（**a**）20 μm，（**b**）50 μm。（图片由 Zane Jaunmuktane 和 Sebastian Brandner 提供）

参考文献

Li J, Parker B, Martyn C, Natarajan C, Guo J. The PMP22 gene and its related diseases. Mol Neurobiol. 2013;47(2):673–98.

病例 25

一位无力的印度男性

Robin Howard

边洋　姚生　译　汪伟　校

病史

一位 60 岁的右利手印度裔男性，主因进行性加重的意识模糊和无力 2 个月就诊。他自述步态越来越不稳，并且摔过几跤。几个月来，他还出现了体重减轻、食欲缺乏、腹痛和便秘。本次由于突然出现严重的意识模糊和躁动并伴有找词困难和右面部下垂，被急诊收入院。既往有关节炎、高血压、非胰岛素依赖型糖尿病（non-insulin dependent diabetes mellitus，NIDDM）和高胆固醇血症的病史。用药史包括阿司匹林、普伐他汀、苄氟噻嗪、氨氯地平和盖胃平颗粒。否认吸烟史，饮酒每周 350 ml。

查体

患者贫血貌，内科系统查体未见明显异常。

意识模糊，逐渐发展为嗜睡。由于出现了肺炎克雷伯菌感染引起的大叶性肺炎而进行了气管插管和呼吸机辅助通气。在随后 1 周的恢复过程中，患者出现了明显的面肌和延髓部肌肉无力。四肢肌肉有弥漫的萎缩，但未见束颤。四肢肌张力减低，四肢远端严重无力，肌力（1～2）/5 级，肢带肌中度无力，肌力 4/5 级。四肢腱反射消失。共济运动无法完成，感觉检查未见明显异常。

全身检查时，可见牙根附近的牙龈边缘出现蓝色线条。

辅助检查

血常规　血红蛋白 86 g/L（正常 130～170 g/L），平均红细胞体积 78.6 fl（正常 80～99 fl）。

血涂片　可见小红细胞增多、红细胞大小不均，可见带有嗜碱性点彩的红细胞。血清铅含量为 16 μg/dl（正常范围为小于 0.5 μg/dl）。

神经传导检查　提示存在严重的轴索型运动神经病。

诊断

铅中毒性神经病。

追问病史

在与患者及其妻子详细沟通后，患者诉他因关节疼痛会定期到古吉拉特邦（Gujarat）的一个村庄接受阿育吠陀（Ayurvedic）草药治疗。随后对其服用的药品进行分析提示药片中的铅含量极高，每片含铅量高达 21.4 mg（世界卫生组织规定体重 70 kg 的成年人日均铅摄入量为 250 μg）。

治疗

通过静脉应用螯合剂依地酸钙钠对患者进行了驱铅治疗。在 5 个月随访时，患者已无面肌和延髓部肌肉无力症状，可以拄拐杖行走。患者将继续接受依地酸钙钠的螯合驱铅治疗。

讨论

成人铅中毒一般表现为非特异性症状和体征，如腹痛、便秘、易激惹、注意力不集中和贫血。

大多数情况下铅中毒是由于工作环境暴露，如冶金和制造业以及生产中使用电池、颜料、涂料、电焊或铅合金。铅中毒也会出现在服用阿育吠陀药物的人，以及使用铅釉餐具和炊具烹调或进食的人。

急性铅中毒的临床表现多种多样，典型的三联症是腹痛（"铅绞痛"）和便秘、贫血（血涂片嗜碱性点彩）和神经病变。其他症状还包括关节或肌肉疼痛、短期记忆障碍和精力无法集中。

慢性铅中毒的临床表现包括进行性认知功能下降、肾病、高血压以及卒中和心血管疾病的死亡风险增加。在牙根附近的牙龈可见蓝色的"铅线"，通常与牙周疾病有关。

由于铅中毒主要导致运动神经轴索变性，所以周围神经病常表现为垂腕或足下垂。进一步恶化会累及伸肌和近端肌群，而病变肌群通常位于上肢。与其他重金属中毒相反，铅中毒通常没有感觉症状。

诊断铅中毒除了需要有职业或环境接触史外，血铅水平也是一项主要依据。通过 X 射线荧光法测定骨铅浓度作为一种快速、无创的骨铅测量方法正变得越来越标准化，尽管这种方法在大多数地区依然应用受限。神经电生理检查通常提示运动神经轴索病变，但在一些较轻的病例中可出现远端运动潜伏期延长、偶有轻度的神经传导速度减慢以及感觉神经的受累。

针对体内铅超标的患者，治疗首先需要脱离暴露环境，在血铅水平较高（通常大于 50 μg/dl，即 2.42 μmol/L）时，需要通过应用螯合剂来增加铅的排泄。

依地酸钙钠作为一种较老的螯合剂是在 20 世纪 50 年代开始应用的，用法为静脉或肌内注射，通常 3 ～ 5 天为一个疗程。它的作用机制是通过与铅形成无毒的络合物而增加铅在尿中的排泄。对于肾功能正常的患者，可以在住院时由有治疗经验的临床医生进行依地酸钙钠的驱铅治疗，过程中要对患者的肾功能和其他指标进行详细的监测。青霉胺也是一种有效的螯合剂，并且可以口服给药。DMSA（2,3- 二巯丁二酸，即琥巯酸）作为一种新型的口服螯合剂，已被批准用于治疗儿童铅中毒，且对成年人也有疗效。

参考文献

Thomson RM, Parry GJ. Neuropathies associated with excessive exposure to lead. Muscle Nerve. 2006;33:732–41.

Windebank AJ. Metal neuropathy. In: Dyck PJ, Thomas PK, Griffin JW, Low PA, Poduslo JF, editors. Peripheral neuropathy. 3rd ed. London. WB Saunders Company. 1993. p. 1549–67.

病例 26

一位发作性肩部疼痛伴手臂无力的男性

Mohamed Mahdi-Rogers，Matilde Laurá，Mary M. Reilly

边洋　姚生　译　汪伟　校

病史

　　患者为 69 岁男性，从他 35 岁开始就反复出现神经系统症状。首次发病表现为流行性感冒（流感）后出现的左肩部剧烈疼痛，疼痛大约持续了 2 周，随后患者遗留了左臂无力和翼状肩胛，症状逐渐好转。2 年后，在一次流感后患者再次出现相同的症状，只是这次影响的是右臂，且经过 1 年时间症状才逐渐好转。此后患者状态一直很好，直到 65 岁时，一次重感冒之后出现左侧喉返神经麻痹。尽管没有恢复，但患者通过代偿保持了相对正常的发音。3 年后，在一次右手拇指感染性溃疡之后，患者再次出现类似之前发作的右肩部剧烈疼痛，症状持续 4～5 天，但不伴有相关的无力感。

　　与此同时，患者还主诉他左手正中神经分布区和右手尺神经分布区有感觉障碍，这种症状持续约 12 个月，而且仅在夜间躺在床上时出现。

　　患者是英国人，除了一个 39 岁的儿子在 17 岁时患过臂神经炎，否认其他神经系统疾病的家族史。

查体

　　脑神经查体大致正常。

　　双侧拇短展肌萎缩，左手重于右手。双手第一背侧骨间肌轻度无力，肌力 MRC 4/5 级；右侧拇短展肌肌力 4/5 级，左侧拇短展肌肌力 3/5 级。冈上肌和冈下肌也有轻度力弱，肌力 4/5 级。左侧正中神经在腕管水平 Tinel 征阳性。双下肢肌力正常。四肢腱反射对称存在，跖反射阴性。双膝关节振动觉减退，其他感觉检查大致正常。他的步态正常。胸部查体提示右侧基底部呼吸音减低。

辅助检查

胸部 X 线片   右侧膈肌抬高。

神经电生理检查   见表 26.1 和表 26.2。

表 26.1 感觉和混合神经传导检查				
	波幅 （μV）	起始潜伏期 （ms）	峰值潜伏期 （ms）	传导速度 （m/s）
右正中神经（指 3- 腕）	3.0	3.9	4.4	42.5
右尺神经（指 5- 腕）	5	2.8	3.3	46.5
右桡神经（前臂-腕）	15	1.9	2.5	51.5
左正中神经（指 3- 腕）	未引出			
左尺神经（指 5- 腕）	4	2.7	3.4	44.5
右腓肠神经（小腿-踝）	未引出			
右腓浅神经（小腿-踝）	5.0	2.8	3.6	38.5
左腓肠神经（小腿-踝）	6.0	3.8		37.5

表 26.2 运动神经传导检查		
	右侧	左侧
正中神经（表面电极置于拇短展肌）		
DML	4.3 ms	13.3 ms
CV（腕-肘）	46 m/s	—
CV（肘-腋窝）	48 m/s	—
CMAP（腕）	5.4 mV	0.1 mV
CMAP（肘）	4.7 mV	
CMAP（腋窝）	4.8 mV	
F 波最短潜伏期（腕）	32.5 ms	
尺神经（表面电极位于小指展肌）		
DML	2.7 ms	2.9 ms
CV（腕-肘下）	51 m/s	—
CV（肘）	48 m/s	—
CV（腕-肘上）	—	49 m/s
CV（肘上-腋窝）	53 m/s	—
CMAP（腕）	9.9 mV	9.6 mV
CMAP（肘下）	7.5 mV	

表 26.2　运动神经传导检查（续）		
	右侧	左侧
CMAP（肘上）	7.6 mV	8.8 mV
CMAP（腋窝）	7.4 mV	—
F 波最短潜伏期（腕）	31.7 ms	—
腓总神经（表面电极置于趾短伸肌）		
DML	5.0 ms	—
CV（腓骨颈-踝）	40 m/s	—
CMAP（踝）	0.9 mV	—
CMAP（腓骨颈）	0.8 mV	—
第二蚓状肌 / 骨间肌 DML		
右正中神经	8.3 ms	—
右尺神经	2.8 ms	—

DML，远端运动潜伏期；CV，传导速度；CMAP，复合肌肉动作电位

结论

左侧正中神经的感觉神经动作电位（SNAP）未引出。余肢体感觉神经动作电位减低或为正常低限。左侧拇短展肌记录远端运动潜伏期延长，CMAP 波幅降低。右侧拇短展肌记录远端运动潜伏期正常。前臂运动神经传导速度正常。下肢远端运动神经 CMAP 波幅降低。

同心针极肌电图　提示尺神经支配区远端肌肉轻微的失神经改变，其他部位基本正常。

基因检测　对 *SEPT9* 基因进行全序列测定，包括重排和片段缺失的评估，未发现突变。*PMP22* 基因无片段缺失或点突变。

诊断

遗传性神经痛性肌萎缩和左侧腕管综合征。

讨论

该患者表现为反复发作的臂神经炎 34 年。这种多发性臂神经炎首先需要考虑遗传性神经痛性肌萎缩（hereditary neuralgic amyotrophy，HNA）的诊断，而他的一个儿子有类似病史进一步印证了这一诊断。HNA 典型的发病年龄正如这位患者一样在 20 ～ 40 岁之间，也有可能早发或晚发。

遗传性压力易感性神经病（HNPP）为另一种可引起反复发作的局灶性神经病，是本病的鉴别诊断之一；但由于该患者有明显的疼痛症状以及基因检查未发现 *PMP22* 基因片段缺失或点突变而排除了这一诊断。发病前有前驱感染史在神经痛性肌萎缩中更为常见。如果该患者在首次臂神经炎发作即来就诊，鉴别诊断还需考虑颈神经根病变、多发性血管炎性单神经炎或肩关节病变，如盂肱关节囊炎。但是急性发作的疼痛、灶状的感觉和运动症状以及好发于臂丛神经的神经痛性肌萎缩有助于将其与其他疾病鉴别开来。

患者多在症状出现后数周至数月内开始恢复，但长期随访研究表明，一半以上的患者会遗留影响其生活质量的无力、疲劳及疼痛。胸长神经最容易受累，会导致翼状肩胛，本患者在一次发作后也有类似症状。部分患者可能累及臂丛神经以外的神经，如膈神经和喉返神经。孤立的脑神经麻痹影响面神经和舌下神经也有报道。腰骶神经丛也可能受累。在一些家系中还发现了一些与 HNA 相关的轻度畸形，包括眼距过窄、内眦赘皮、身材矮小和腭裂。这种发作性的臂神经炎或神经麻痹多发生在近期的细菌或病毒感染、疫苗接种、手术和分娩之后。

HNA 是一种外显率较高的常染色体显性遗传病。目前唯一已知的病因是 *SEPT9* 基因的缺陷（错义突变或重排）。尽管进行了全序列测定和多重连接探针扩增技术（multiplex ligation-dependent probe amplification，MLPA）检测，但该患者并未发现 *SEPT9* 基因突变，但这并不与 HNA 相矛盾，因为在目前所研究的 HNA 家系中，只有约一半具有 *SEPT9* 基因缺陷，这表明还有其他基因突变可以导致 HNA。

目前还没有有效的检查手段可以在臂神经炎单次发作之后进行 HNA 的诊断，而我们做的检查多是为了排除其他诊断。在某些有危险因素的病例中，患者还应进行莱姆病或 HIV 的血清学检测。臂丛神经成像常可见臂丛神经 T2 加权高信号。颈椎磁共振成像可以排除多节段神经根型颈椎病。对于下臂丛病变的患者，需要进行胸部 CT 检查以排除肺尖部肿瘤。该患者没有进行断层扫描，但胸部 X 线检查提示一侧膈肌抬高，这可能是由于膈神经麻痹引起的。

近期的一篇 Cochrane 综述没有发现任何神经痛性肌萎缩（获得性或遗传性）的随机对照试验。因此对于神经痛性肌萎缩的治疗没有循证医学证据。一项开放标签的研究表明，口服泼尼松龙可以使患者在疾病发生的第 1 个月内恢复得更快，疼痛减轻。最佳疼痛管理在治疗中至关重要，因为这种疾病疼痛通常十分严重且使人虚弱。患者通常需要服用阿片类药物以及其他对神经病理性疼痛有效的药物，如加巴喷丁、普瑞巴林和三环类抗抑郁药等。这些患者有时还需要接受物理治疗和职业治疗相结合的康复治疗。

参考文献

Collie AM, Landsverk ML, Ruzzo E, Mefford HC, Buysse K, Adkins JR, et al. Non-recurrent SEPT9 duplications cause hereditary neuralgic amyotrophy. J Med Genet. 2010;47(9):601–7.

van Alfen N, van Engelen BG. The clinical spectrum of neuralgic amyotrophy in 246 cases. Brain. 2006;129(Pt 2):438–50.

van Alfen N, van Engelen BG, Hughes RA. Treatment for idiopathic and hereditary neuralgic amyotrophy (brachial neuritis). Cochrane Database Syst Rev. 2009;(3):CD006976.

van Eijk JJ, van Alfen N, Berrevoets M, van der Wilt GJ, Pillen S, van Engelen BG. Evaluation of prednisolone treatment in the acute phase of neuralgic amyotrophy: an observational study. J Neurol Neurosurg Psychiatry. 2009;80(10):1120–4.

病例 27
一位双足疼痛和手部溃疡的男性

Mohamed Mahdi-Rogers，Matilde Laurá，Mary M. Reilly

孟令超　译　汪伟　校

病史

患者为 49 岁男性，主因四肢远端麻木和发作性刺痛 20 年就诊。起病时患者双手麻木，6 个月后出现双脚症状，走路容易摔跤。患者出生及发育均正常。他在上学期间未出现异常。他在起病后 2 年出现双足下垂。无勃起功能障碍、排尿和肠道症状或直立性头晕等自主神经功能障碍的表现。

患者的感觉症状缓慢进展，反复出现手部溃疡。

既往史无特殊，否认用药史。患者发病初期曾经大量饮酒，后戒酒。

患者的两个儿子没有神经系统症状，但他的 17 岁女儿出现了与他相似的症状。他的母亲患有痛性感觉神经病。

查体

血压 120/60 mmHg，无体位性低血压。脑神经检查正常。

患者上肢远端和下肢大腿以远重度萎缩，足部小肌肉萎缩，无高弓足。患者出现双手手指屈曲挛缩（图 27.1）和三处手指溃疡。脚趾有两处淤伤。周围神经未见增粗。

双侧上、下肢远端明显无力。上肢腱反射存在，膝反射和踝反射消失，双侧跖反射正常。双踝、右腕以远振动觉减退，左上肢振动觉正常。双侧手指、右踝和左膝以远本体感觉减退。从肘部及大腿以远针刺觉减退。Romberg 征阳性，共济失调步态。

辅助检查

血液学检查　包括空腹血糖、糖化血红蛋白（HbA1c）、维生素 B_{12} 水平、甲基丙二酸、同型半胱氨酸、维生素 B_6、维生素 B_1、叶酸、抗核抗体检查均正常。副蛋白检测阴性。

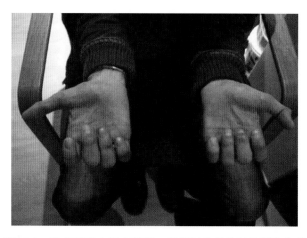

图 27.1　患者双手小肌肉萎缩，手指屈曲挛缩以及颜色变紫

神经电生理检查　见表 27.1 和表 27.2。

表 27.1　感觉神经传导检查	
	μV
右侧正中神经（指 3- 腕）	未引出
右侧尺神经（指 5- 腕）	未引出
右侧桡神经（前臂–腕）	未引出
左侧桡神经（前臂–腕）	未引出

表 27.2　运动神经传导检查	右侧	左侧
正中神经（表面电极置于拇短展肌）		
DML	5.8 ms	5.9 ms
CV（腕–肘）	31 m/s	24 m/s
CMAP（腕）	0.7 mV	1.1 mV
CMAP（肘）	0.5 mV	1.1 mV
尺神经（表面电极置于小指展肌）		
DML	4.1 ms	—
CV（腕–肘下）	32 m/s	—
CV（肘）	27 m/s	—
CMAP（腕）	1.3 mV	—
CMAP（肘下）	1.0 mV	—
CMAP（肘上）	0.8 mV	—
腓总神经（表面电极置于胫前肌）	未引出	—

<u>结论</u>

感觉神经动作电位（SNAP）均未引出，运动神经传导速度轻度下降，CMAP 波幅下降。

基因检测　*SPTLC1* 基因测序发现 C133W 突变。

诊断

遗传性感觉自主神经病（hereditary sensory and autonomic neuropathy，HSAN）1 型（HSAN1）。

讨论

周围神经病家族史提示遗传性周围神经病的可能。以疼痛和复发性溃疡为突出表现的感觉症状支持是遗传性感觉自主神经病（HSAN），而不是以运动症状为主的遗传性运动感觉神经病（CMT）。

基因检测确定了 *SPTLC1* 基因中的 C133W 突变，该基因突变导致遗传性感觉自主神经病 1 型（HSAN1）。他的母亲和其他出现症状的家庭成员也带有同样的突变。

遗传性感觉自主神经病十分罕见，遗传和临床异质性大，传统上根据临床表现分为五型。患者通常有严重的感觉障碍，可以出现自主神经功能障碍，包括发热、无汗、血压波动和胃肠功能紊乱。运动障碍也可以出现。感觉丧失可以导致一系列并发症，如复发性溃疡、骨髓炎和截肢。

英国最常见的遗传性感觉自主神经病是由 *SPTLC1* 基因突变引起的 HSAN1。称其为遗传性感觉神经病（hereditary sensory neuropathy，HSN）可能更为合适，因为通常没有自主神经受累症状。如本例所见，英国患者 *SPTLC1* 基因 C133W 突变导致严重的感觉缺失和中度到重度的运动症状。神经电生理检查通常表现为轴索性感觉运动神经病，但是正如本例患者一样，部分患者会出现运动神经传导速度减慢的脱髓鞘表现。鉴别 *SPTLC1* 突变导致的 HSAN1 和 *RAB7* 突变导致的 CMT2B 有一定困难，*SPTLC1* 突变的患者出现刀刺般疼痛可作为鉴别点之一。在英国人群中 *RAB7* 突变更加罕见。

在 HSAN1 患者的管理中，最重要的是预防严重感觉缺失导致的并发症。在这方面，教育患者进行足部护理至关重要。如果患者出现感染性溃疡，可能需要应用适合的抗生素治疗。与所有的遗传病一样，正确的遗传咨询是必不可少的。

其他形式的 HSAN 则更加少见。HSAN2 型是常染色体隐性遗传。HSAN1 型通常起病年龄为 20 ~ 30 岁，与 HSAN1 型相比，HSAN2 型的发病时间要早得多。HSAN2 型是一种由 *WNK1* 基因突变引起的严重的感觉神经病，患者表现为严重的感觉并发症。最近有报道称 *FAM134B* 和 *KIF1A* 基因突变会导致 HSAN2 的表型。Riley-Day 综合征是一种特殊的常染色体隐性遗传性周围神经病，发生在北欧犹太人中。自主神经功能障碍是 Riley-Day 综合征的特征性表现，但也影响周围神经系统，特别是感觉神经。它

是由 *IKBKAP* 基因突变引起的。HSAN 4 型和 5 型都是常染色体隐性遗传性周围神经病，其特征是先天性无痛症。HSAN 4 型（也称为先天性无痛无汗症）表现为严重的感觉神经病、无汗症和精神发育迟滞。致病基因是 *NTRK1*。HSAN5 型与 *NTRK1* 突变的表型相似，但患者没有精神发育迟滞或明显无汗症，可由 *NGFb* 突变导致。

参考文献

Davidson G, Murphy S, Polke J, Laura M, Salih M, Muntoni F, et al. Frequency of mutations in the genes associated with hereditary sensory and autonomic neuropathy in a UK cohort. J Neurol. 2012;259(8):1673–85.

Garofalo K, Penno A, Schmidt BP, Lee HJ, Frosch MP, von Eckardstein A, et al. Oral L-serine supplementation reduces production of neurotoxic deoxysphingolipids in mice and humans with hereditary sensory autonomic neuropathy type 1. J Clin Invest. 2011;121(12):4735–45.

病例 28

一位腕下垂的心理医生

Matthew R.B. Evans, Rahul Phadke, Hadi Manji

孟令超　译　汪伟　校

病史

　　患者为 26 岁男性，右利手，主因左手无力 18 个月就诊。18 个月前，患者在使用左手后，左手第 4 指和第 5 指力弱，无法持物。没有感觉症状、疼痛、肌痛性痉挛。既往史和家族史无特殊。

查体

　　脑神经检查正常。

　　左上肢检查显示手背侧肌肉萎缩以及指伸肌无力（MRC 分级 4-/5），腕旋后轻度无力。下肢和右上肢检查正常。感觉检查正常。腱反射对称存在。几个月后，他出现了轻微的伸腕无力（4/5），其他神经系统检查没有异常。

　　临床查体发现病变部位在左侧骨间后神经（posterior interosseous nerve，PIN）。由于该神经是纯运动神经，因此没有感觉症状。

辅助检查

　　血液学检查　均正常，包括全血细胞分析、肝肾功能、随机血糖、C 反应蛋白（CRP）、红细胞沉降率（ESR）、抗核抗体（ANA）、抗中性粒细胞胞质抗体（ANCA）、可提取核抗原（ENA）和抗 GM1 抗体。

　　神经电生理检查　发现左侧骨间后神经严重的、不完全的损伤，证实了临床的怀疑。病变部位局限于旋后肌水平。左侧桡神经至示指固有伸肌 CMAP 波幅降低，无明显传导速度减慢。其他神经传导检查均正常。所有受骨间后神经支配的肌肉，包括指总伸肌和示指固有伸肌，均表现为活动性失神经改变。肱桡肌、肱三头肌和桡侧腕伸肌均无失神经表现。

前臂的钆增强 MRI　显示一个结节状、轻度增强的病变，起源于肱桡关节远端的骨间后神经。神经影像表现是典型的神经内神经束膜瘤（图 28.1）。

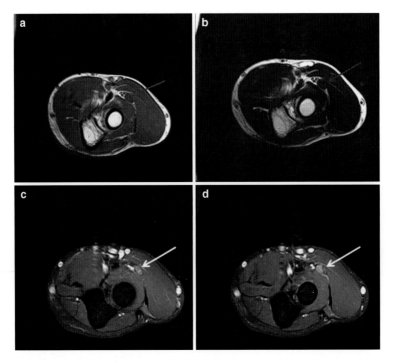

图 28.1　左肘磁共振成像——T1 加权像（**a**）、T2 加权像（**b**）和 T1 钆增强像（**c** 和 **d**）。左侧骨间后神经（白色箭头）在肱桡关节的远端，在肱桡肌和旋后肌之间形成一个 10 mm 的轻度增强的结节状肿块。在 T1 和 T2 加权像上肿块表现为均质的低信号（红色箭头）

周围神经外科医生在左侧骨间后神经探查术中注意到其在旋后肌水平可能存在"肥大性神经病变"。

骨间后神经活检　证实为神经内神经束膜瘤（正中神经束膜瘤的典型活检表现如图 28.2 所示）。

诊断

左侧骨间后神经内神经束膜瘤（perineurioma）。

讨论

本患者的初步诊断需要对引起亚急性、无痛、骨间后单神经病的病因进行鉴别诊断。骨间后神经病变可分为非压迫性和压迫性。就前者而言，应考虑炎性过程。这些包括神经缺血或血管炎引起的梗死，这么长时间孤立的无痛性骨间后神经病变并不多

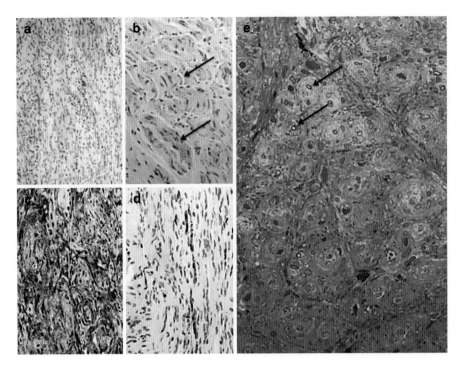

图 28.2　图示为正中神经束膜瘤的典型活检表现。苏木精和伊红染色的神经纵切面显示一端有膨胀性病变（**a**），包括细胞学上梭形细胞增殖使得神经束扩展，导致神经轴索显示不清。有髓神经纤维（箭头）在病变的末端沿着神经束走行（**b**）。上皮膜抗原是神经束膜细胞的标志物，标记梭形细胞增殖（**c**），散在残留轴索则通过神经丝蛋白免疫标记（**d**）。经 MBA-BF 染色的树脂半薄横切面显示增生的神经束膜细胞同心层紧密堆积成"洋葱球"样结构。其中一些结构的中心含有有髓神经纤维（箭头）（**e**）

见。此外，没有系统性表现，血液检查正常。臂丛神经炎可能表现为孤立的单神经病，但这里的病史不符合该诊断。

多灶性运动神经病伴传导阻滞（multifocal motor neuropathy with conduction block，MMNCB）是一种自身免疫性炎症性疾病，其抗体主要针对周围神经髓鞘的一个成分。它可以表现为累及骨间后神经的单神经病。虽然萎缩逐渐加重，在轴索丢失进展之前，正常容积的骨骼肌出现无力是这种疾病的特征之一。在本例中，抗 GM1 抗体为阴性，神经传导检查未发现传导阻滞。

虽然淋巴瘤和白血病都有导致无痛性或痛性周围神经病的报道，但是恶性肿瘤直接浸润单个神经还是很少见。运动神经元疾病最初表现可类似于骨间后神经麻痹。最后，在鉴别诊断中应考虑手指伸展的机械性限制，伸肌腱断裂或半脱位在临床上可能类似于骨间后神经麻痹。

值得注意的是，尽管本患者的磁共振成像显示为压迫性病变，但某些炎性周围神经病的磁共振表现可能与占位性病变很难区分，因此非压迫性病因也应当鉴别。

由内源性或外源性病变引起骨间后神经压迫已经有很多报道。虽然情况并非总是如此，但压迫性病变一般会导致疼痛。所有指伸肌而不是单个手指的无力可能更支持是结构性病变，而不是炎症性病变，但是这并不具有特异性。压迫可能来自于前臂邻近的解剖结构，患者表现为进行性加重的症状，病变临床定位于旋后肌腱弓水平。良性神经肿瘤应当考虑脂肪瘤、神经纤维瘤、神经内神经束膜瘤、神经鞘瘤和血管肌纤维瘤。其他原因包括源自近端桡尺关节的神经节囊肿、肘关节化脓性关节炎和肘周类风湿性滑膜炎。有趣的是，小提琴家、挤奶厂工人和游泳运动员也报告了由骨间后神经压迫引起的间歇性症状。出现上述表现的原因是由于前臂长时间重复运动或前臂重复旋内和旋后所致。

神经内神经束膜瘤又称肥大性神经炎，是一种良性肿瘤，通常由单个外周神经构成，具有独特的形态学、超微结构和免疫反应特征。鉴于其相对罕见，诊断要极其慎重。Mauermann 等回顾性分析了 32 例经病理证实的神经内神经束膜瘤，发现发病年龄中位数为 17 岁，诊断时间中位数为 3 年。大多数表现为力弱或萎缩，只有 3 例在力弱出现之前有麻木或疼痛。最常见的表现是单神经病，但 5 例表现为神经丛病。Mauermann 等发现坐骨神经或其分支，其次是桡神经、尺神经和正中神经，是最常见的受累神经。

神经电生理检查证实了大多数病例中的局灶性周围神经损害，然而考虑到有时病变位于近端，磁共振成像已经成为一种非常有价值的诊断工具，表现为 T1 等信号、T2 高信号，同时出现钆增强的神经梭形增大。靶向神经束活检（图 28.2）可明确诊断。如果临床表现、神经电生理和影像学表现均支持该诊断，则可以不行活检检查。

虽然是良性的，但神经内神经束膜瘤还是会缓慢进展，并可能导致与感觉运动功能丧失相关的残疾。肿瘤没有扩散到新的神经，也没有恶性转化的报道。手术治疗的选择包括肿瘤切除加自体神经移植，虽然这可能会导致进一步的感觉运动障碍。在某些情况下，可以考虑肌腱移植，但通常需要十分谨慎。

参考文献

Mauermann ML, et al. Longitudinal study of intraneural perineurioma – a benign, focal hypertrophic neuropathy of youth. Brain. 2009;132(Pt 8):2265–76.

Simmons Z, et al. Localized hypertrophic neuropathy: magnetic resonance imaging findings and long-term follow-up. Muscle Nerve. 1999;22(1):28–36.

第二部分

骨骼肌疾病

病例 29

时来已久的眼睑下垂

Robert D. S. Pitceathly，Shamima Rahman，Michael G. Hanna

张伟赫　译　汪伟　校

病史

患者为 64 岁女性，主因双侧眼睑下垂、眼肌麻痹、易疲劳及运动耐力下降来就诊，患者首次就诊年龄为 55 岁。患者眼睑下垂最早可追溯到 30 岁，曾因症状进行性加重而行提上睑肌缩短术。最近，患者发现自己在看电视疲劳后出现垂直性复视，且症状多呈夜间加重而再次就诊。既往曾行双侧先天性白内障摘除术，原发性闭经。否认神经肌肉疾病家族史。

体格检查

患者双侧眼睑下垂，几乎完全眼肌麻痹，眼底检查未发现视网膜病变，吞咽和言语基本正常，颈屈和颈伸肌力轻度下降。头部不自主颤动。四肢近端肌力轻度下降，无上肢辅助时从座椅上站起不能，四肢腱反射适中，跖反射正常。双上肢轻微共济失调，以左侧为著，共济失调步态，Romberg 征阴性。感觉检查正常。心血管功能检查正常。

辅助检查

随机血糖、甲状腺功能、血乳酸及肌酸激酶均正常。神经传导检查正常，针极肌电图检查提示面部和上肢轻度肌源性损害。肌肉活检发现肌纤维细胞色素 C 氧化酶缺失及破碎红纤维（ragged red fibres，RRF），符合线粒体病（图 29.1）。Southern 印迹分析提示多个 mtDNA 缺失（图 29.1g），*POLG 1* 的 DNA 分析提示复合杂合错义突变：H227L ＋ D890V。

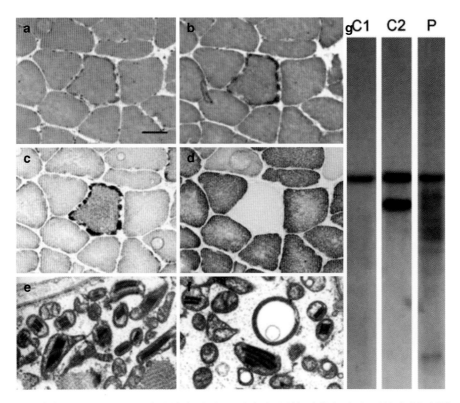

图 29.1 HE 染色（**a**）、Gomori 三色法染色（**b**）以及琥珀酸脱氢酶染色（**c**）可见破碎红纤维。细胞色素 C 氧化酶组织化学染色可见大量肌纤维上酶活性明显降低（**d**）。超微结构检查可见异常线粒体堆积、I 型晶状包涵体（**e**）以及环状体形成（**f**）。A ～ D 标尺＝50 μm，E 和 F 标尺＝500 nm。采用 Pvu II 限制性内切酶对肌肉组织来源的线粒体 DNA 进行 Southern 印迹分析，条带 1（C1）为正常对照，条带 2（C2）为携带单个线粒体 DNA 缺失的患者，条带 3（P）为携带多个线粒体 DNA 缺失的患者（**g**）

诊断

POLG 基因突变所致线粒体病。

讨论

　　POLG 为一种核基因，编码唯一已知动物线粒体 DNA（mtDNA）聚合酶的催化亚单位。*POLG* 基因突变会影响 mtDNA 复制，从而导致 mtDNA 大片段缺失、mtDNA 耗竭（mtDNA 拷贝数下降）及 mtDNA 点突变，引起多种临床表型。其中以继发性多发 mtDNA 片段缺失累积所致的慢性进行性眼外肌麻痹（chronic progressive external ophthalmoplegia，CPEO）最为常见。*POLG* 基因突变可呈常染色体显性、隐性遗传方式，亦可由散发的新生显性突变引起。需要与 CPEO 鉴别的线粒体病主要包括单个 mtDNA

片段缺失及 mtDNA m.3243A ＞ G 点突变。此外，CPEO 的其他病因包括眼咽型肌营养不良、重症肌无力及某些先天性肌病和肌营养不良。

参考文献

Saneto RP, Naviaux RK. Polymerase gamma disease through the ages. Dev Disabil Res Rev. 2010;16(2):163–74.

病例 30
眼睑下垂叠加综合征

Yehani Wedatilake，Shamima Rahman

张伟赫　译　汪伟　校

病史

患者为欧洲裔 17 岁女性，主因逐渐进展的眼睑下垂 5 年就诊。患者自幼体重偏轻，体型偏小，伴周身易疲劳感。

患者为 39 周龄顺产，出生体重为 3.2 kg。否认新生儿疾患，童年时期各项发育指标正常，16 岁初潮。父母无相关疾病，其 19 岁哥哥无任何疾病，否认神经肌肉疾病家族史。

体格检查

神经系统查体提示双侧眼睑下垂，双侧眼球活动受限，上视最重，下视次之，水平活动相对保留（图 30.1）。眼底检查发现"撒胡椒粉"样色素性视网膜病。听力正常。全身肌容积减少，体重 28.5 kg（BMI＝12）。串联步态（tandem gait）不稳，Romberg 征阴性。肌张力正常，颈屈肌和髋屈肌肌力轻度下降（MRC 4/5 级），腱反射适中。

辅助检查

血液学、心脏功能、神经影像学及骨骼肌相关检查列于表 30.1。

外周血 DNA 筛查，大片段线粒体 DNA（mtDNA）重组、mtDNA 缺失及常见 mtDNA 点突变 m.3243A > G、m.8344A > G 和 m.8993 T > G/C 均阴性。肌肉活检（17 岁完成）发现破碎红纤维（RRF）和细胞色素氧化酶（COX）阴性肌纤维（图 30.2），提示线粒体病。骨骼肌 DNA 长片段 PCR、Southern 印迹分析及尿道上皮细胞 DNA 检测均提示大片段 mtDNA 缺失。

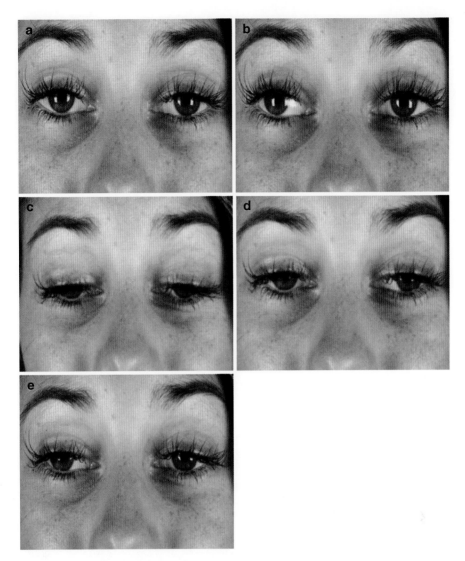

图 30.1   临床表现为双眼睑下垂和眼外肌麻痹的 Kearns-Sayre 综合征。双眼睑部分下垂（**a**）以及眼球各向活动受限，患者试图上视（**b**）、下视（**c**）、左侧注视（**d**）和右侧注视（**e**）

诊断

Kearns-Sayre 综合征（骨骼肌基因检测证实 mtDNA 大片段缺失）。

讨论

Kearns-Sayre 综合征（KSS）为线粒体病的一种类型，临床上以青少年（20 岁前）起病、进行性眼外肌麻痹及色素性视网膜病为核心三主征，外加以下任一症状即可确诊：心脏传导阻滞、CSF 蛋白质升高或小脑共济失调。KSS 通常累及多个系统，包括

表 30.1   一例表现为眼外肌麻痹和色素性视网膜病的青少年患者的辅助检查列表

辅助检查项目	结果（参考范围）
血乳酸	**4.3 ～ 6.9 mmol/L**（＜ 1.65）
肌酸激酶	137 IU/L（26 ～ 140）
血糖	4.9 mmol/L（3.9 ～ 5.8）
血丙氨酸	**819 μmol/L**（225 ～ 560）
血酰基肉毒碱	正常
促甲状腺激素（TSH）	1.16 mIU/L（0.27 ～ 4.20）
游离 T4	15.1 pmol/L（12.0 ～ 22.0）
ECG	正常窦性心律
超声心动图	正常心脏结构和功能
头颅 MRI	颅内结构正常，未见脑萎缩或脑白质病变
肌肉活检	可见破碎红纤维和细胞色素 C 氧化酶阴性纤维
肌肉线粒体呼吸链酶	与柠檬酸合酶的比值
复合物 I（NADH 泛醌氧化还原酶）	**0.064**（0.104 ～ 0.268）
复合物 II ＋ III（琥珀酸细胞色素 C 还原酶）	0.112（0.040 ～ 0.204）
复合物 IV（细胞色素 C 氧化酶）	0.024（0.014 ～ 0.034）

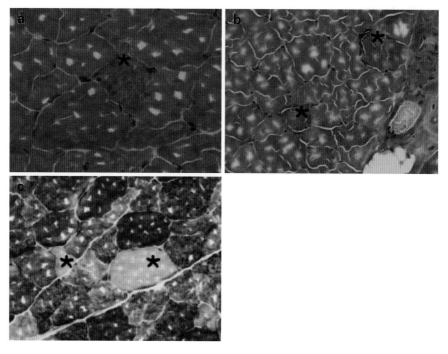

图 30.2   肌肉组织病理学和组织化学染色。HE 染色（**a**）和改良 Gomori 三色法（MGT）染色（**b**）可见典型破碎红纤维。细胞色素 C 氧化酶（COX）染色显示 COX 阴性肌纤维（**c**）。异常肌纤维用星号标注。（图片由 Dr Thomas Jacques 提供）

身材矮小、糖尿病、甲状旁腺功能减低、生长激素缺乏、感音神经性耳聋、痴呆、肾小管酸中毒、脑叶酸缺乏症、肌病及食管运动障碍。患者常表现为缓慢渐进性发展的双侧对称性眼外肌麻痹和复视。骨骼肌组织学活检常显示破碎红纤维，呼吸链酶活性分析可发现一种或多种含 mtDNA 编码亚单位的酶复合体活性降低。

大约 90% 的 KSS 患者 mtDNA 存在单发大片段缺失。不同组织中可发现不同数量正常和"缺失"的 mtDNA，称之为异质性，而血细胞中未必能检测出这种缺失。因此，应用长片段 PCR 技术和 Southern 印迹分析筛查骨骼肌组织中 mtDNA 缺失是有必要的。除此之外，近期研究还发现在一些血基因检测阴性的患者中，检测尿道上皮细胞 mtDNA 缺失也不失为一个辅助手段。KSS 患者 mtDNA 缺失通常为散发，也有发生在母系卵母细胞或胚胎中的新生突变。因此，家族中发病概率极低，也不会有家族史。

临床上应对内分泌疾病、糖尿病、耳聋及心脏传导阻滞进行严密的随访监测。治疗上以对症支持为主，包括睑下垂矫正术、佩戴助听器或耳蜗移植治疗感音神经性耳聋，以及安装心脏起搏器治疗心脏传导阻滞。部分患者对辅酶 Q10 有效。由于叶酸不能透过血脑屏障，对于 CSF 叶酸含量降低的患者，可考虑补充亚叶酸。

参考文献

DiMauro S, Hirano M. Mitochondrial DNA deletion syndromes. 2003 Dec 17 [Updated 2011 May 3]. In: Pagon RA, Bird TD, Dolan CR, et al., editors. GeneReviews™ [Internet]. Seattle: University of Washington, Seattle; 1993.

Pitceathly RD, Rahman S, Hanna MG. Single deletions in mitochondrial DNA -molecular mechanisms and disease phenotypes in clinical practice. NeuromusculDisord. 2012;22(7): 577–86.

病例 31
模棱两可的病例

Umesh Vivekananda，Rosaline Quinlivan
张伟赫 译 汪伟 校

病史

患者为 21 岁男性，于 2 岁时首次就诊儿科。患者出生及早期发育指标均无异常，1 岁时可正常行走，但无法跳跃。儿童时期运动功能逐步退化，并进展为下肢无力，期间否认脊柱侧弯。目前可独立行走 10 ～ 20 m，但室外行动仍需使用轮椅。否认呼吸系统症状，不需借助辅助呼吸装置。13 岁时行超声心动图检查提示轻度心肌病伴左心室下后壁运动功能减低，射血分数 31%，开始服用血管紧张素转化酶抑制剂（ACEI）治疗。否认神经肌肉疾病家族史。

体格检查

患者身材矮小，皮肤菲薄，呈半透明色，指甲真菌感染。未出现库欣样（Cushingoid）特征或白内障症状。颈屈肌轻度无力（MRC 4/5 级），余脑神经检查未见异常。脊柱无侧弯。双侧上肢近端肌肉轻度力弱，包括双侧肩关节外展肌力 MRC 4−/5 级，双侧肘屈−肘伸肌力 4/5 级。双膝固定屈曲畸形，左膝呈 20°，右膝呈 10° 屈曲。双下肢近端肌肉明显无力，包括双侧髋关节屈曲肌力 MRC 2/5 级、外展肌力 4/5 级、内收肌力 2/5 级、伸髋肌力 2/5 级。患者坐姿下，第 1 s 用力呼气量（FEV1）为 2.03 L，用力肺活量（FVC）为 2.04 L。血压正常，为 125/70 mmHg。

辅助检查

患者 7 岁时检测肌酸激酶为 29 080 IU/L（正常范围 55 ～ 170 IU/L），左股四头肌活检提示肌营养不良样改变，免疫组化染色发现除散在分布的少数返祖纤维（revertant fibres）外，肌浆膜上抗肌萎缩蛋白（三种异构体）表达完全缺失。

基因检查

抗肌萎缩蛋白基因（*Xp21*）第 2 号外显子移码重复。

诊断

抗肌萎缩蛋白病，中间表型；但肌肉活检符合 Duchenne 肌营养不良。

治疗

患者于 11 岁时开始服用类固醇激素，剂量为 0.75 mg/（kg·d），后因不良反应逐渐减为 0.1 mg/（kg·d）。患者仍可独立行走，运动功能较肌肉中抗肌萎缩蛋白完全缺乏的患者要好，其症状既不像典型 Duchenne 型一样严重，也不像 Becker 型患者症状相对轻，因此被称作"中间表型"。15 岁时出现类固醇激素诱发的骨质疏松症，并继发股骨和椎骨多处骨折，之后定期注射双膦酸盐以及补充钙和维生素 D。此外，患者 18 岁时发现尿糖升高，类固醇激素减量后好转。

讨论

Duchenne 肌营养不良（Duchenne muscular dystrophy，DMD）是最常见的儿童期起病的肌营养不良症，全球平均每 3600 个新生男婴中就有一人罹患此病。该病为 X 连锁隐性遗传病，由抗肌萎缩蛋白基因缺失、重复和点突变引起，肌浆膜上抗肌萎缩蛋白表达缺失。抗肌萎缩蛋白基因自发新生突变的发生率很高，且多达 30% 的病例不伴家族遗传史。

DMD 的典型表现为幼年早期出现运动功能和整体发育迟缓或近端肢体无力，1/3 的患者伴有认知功能障碍，尤其表现为语言障碍。由注意力缺陷多动障碍（ADHD）导致的伴行为异常的孤独症相对常见。步态摇摆呈"鸭步"，患儿从坐位、蹲位或卧位起身困难，呈 Gowers 征。未经类固醇激素治疗的患者中，平均发病 9.5（6～13）年后肢体无力逐渐进展至丧失独立行走能力（Griggs 等，2013）。患儿多于 10 岁以后逐渐出现呼吸、心脏和骨骼并发症。脊旁肌无力和持续的轮椅依赖可能会导致脊柱后侧凸，需要在青少年早期及中期进行脊柱手术。

DMD 患者心脏受累主要表现为心肌收缩力下降，肋间肌和呼吸肌亦呈进行性无力。多数患者在 20～30 岁因心律失常、心力衰竭及呼吸衰竭而死亡。

血清肌酸激酶水平明显升高，通常高于 10 000 IU/L。肌电图呈肌源性损害。肌肉活检符合肌营养不良表现，包括肌纤维大小不等、中央核、肌纤维坏死、结缔组织增生和脂肪沉积。抗肌萎缩蛋白免疫组化染色提示肌浆膜上三种亚型表达全部缺失，参见图 31.1 和图 31.2。

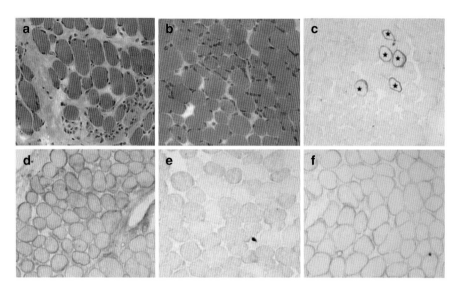

图 31.1　一例 3 岁男性患儿，Duchenne 肌营养不良，携带抗肌萎缩蛋白基因第 32 号外显子无义杂合突变（预测将表现为严重表型），行股四头肌穿刺活检。HE 染色（**a，b**）显示较为严重的肌营养不良样改变，包括肌纤维大小不等和核内移、肌外膜和肌内膜纤维化、肌纤维坏死及嗜碱性再生纤维簇。Leica/Novocastra Dys1 抗体（杆结构域）免疫染色显示除了少量"返祖纤维"外，抗肌萎缩蛋白几乎完全缺失（**c**）；前者被认为是外显子跳跃导致阅读框恢复所致。相反，通常仅在血管和神经上表达的抗肌萎缩蛋白相关蛋白（utrophin）在肌纤维肌浆膜上高度表达（**d**）。其他抗肌萎缩蛋白相关蛋白复合物的继发改变还包括肌浆膜 NNOS 广泛缺失（**e**）和 γ-肌聚糖局限性缺失（**f**）

　　如果不进行积极治疗，DMD 患者平均死亡年龄为 19 岁（Brooke 等，1989）。而针对上述并发症所采取的干预措施可适当延长 DMD 患者的生存期。研究证实，心肌病的严密监测和早期治疗，以及脊柱侧弯矫正手术可提高患者存活率（Duboc 等，2005；Bushby 等，2010）。更为重要的是，使用家庭夜间辅助通气设备可改善患者呼吸衰竭症状。DMD 患者通常于 20～30 岁死于并发症（Eagle 等，2002）。

　　类固醇激素最早于 1974 年首次建议用于治疗 DMD，也是迄今为止唯一被证实具有延缓肌无力进展、降低重度脊柱侧弯发生以及推迟呼吸衰竭的药物。近期由北星网络（North Star Network）开展的一项英国前瞻性观察性研究显示，患者间歇性应用泼尼松后丧失活动能力的中位年龄为 12 岁，每日应用的中位年龄则为 14.5 岁（Ricotti 等，2013）。类固醇激素治疗 DMD 的确切机制尚不清楚，可能的机制为抗炎和免疫抑制作用、促进成肌细胞增殖并减少肌纤维坏死。推荐有效剂量为泼尼松 0.75 mg/（kg·d）或等效剂量的地夫可特 [0.9 mg/（kg·d）]。为了减少不良反应，英国通常采用服用类固醇激素 10 天、停药 10 天的间歇治疗方案。本例患者于 21 岁时尚能独立行走，且呼吸和心脏功能相对良好，充分表明类固醇激素疗法的有效性。但值得注意的是，本例患者类固醇激素相关不良反应也很明显，需积极地监测，并给予相应的治疗。

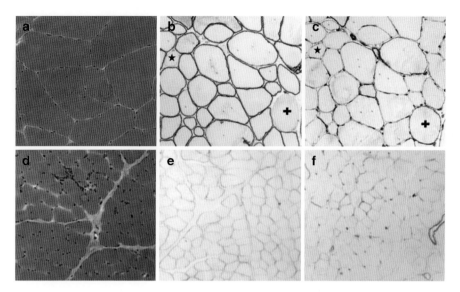

图 31.2 一例 28 岁女性患者，Duchenne 肌营养不良，携带抗肌萎缩蛋白基因第 45 ～ 50 号外显子缺失，行股四头肌活检（**a ～ c**）。HE 染色（**a**）显示轻度肌营养不良样改变，包括肌纤维大小不等、局灶性坏死及再生（未显示）。抗肌萎缩蛋白免疫染色显示部分肌纤维肌浆膜上抗肌萎缩蛋白缺失（**b**；星形和十字形），呈"马赛克模式"，主要由于随机 X 染色体失活导致肌营养不良蛋白丧失所致。全部肌纤维上抗肌萎缩蛋白相关蛋白（utrophin）均明显着色（**c**）。6 岁男性患儿，Becker 肌营养不良，携带抗肌萎缩蛋白基因第 41 号外显子的供体剪接位点突变，表现为框内缺失和轻型表型，行股四头肌活检（**d ～ f**）。HE 染色显示轻度肌营养不良样改变（**d**）。大多数肌纤维肌浆膜上抗肌萎缩蛋白染色缺失（**e**）。一些肌纤维上抗肌萎缩蛋白相关蛋白呈轻-中度、斑片状着色，提示可能存在肌纤维再生（**f**）

参考文献

Brooke MH, Fenichel GM, Griggs RC, Mendell JR, Moxley R, Florence J, et al. Duchenne dystrophy: patterns of clinical progression and effects of supportive therapy. Neurology. 1989;39: 475–81.

Bushby K, Finkel R, Birnkrant DJ, Case LE, Clemens PR, Cripe L, et al. Diagnosis and management of Duchenne muscular dystrophy, part 1: diagnosis, and pharmacological and psychosocial management. Lancet Neurol. 2010;9:77–93.

Duboc D, Meune C, Lerebours G, Devaux JY, Vaksmann G, Bécane HM. Effect of perindropril on the onset and progression of left ventricular dysfunction in Duchenne muscular dystrophy. J Am Coll Cardiol. 2005;45:855–7.

Eagle M, Baudouin SV, Chandler C, Giddings DR, Bullock R, Bushby K. Survival in Duchenne muscular dystrophy: improvements in life expectancy since 1967 and the impact of home nocturnal ventilation. Neuromuscul Disord. 2002;12:926–9.

Griggs RC, Herr BE, Reha A, Elfring G, Atkinson L, Cwik V, McColl E, Tawil R, Pandya S, McDermott MP, Bushby K. Corticosteroids in Duchenne muscular dystrophy: major variations in practice. Muscle Nerve. 2013;48:27–30.

Ricotti V, Ridout DA, Scott E, Quinlivan R, Robb SA, Manzur AY, Muntoni F, NorthStar Clinical Network. Long-term benefits and adverse effects of intermittent versus daily glucocorticoids in boys with Duchenne muscular dystrophy. J Neurol Neurosurg Psychiatry. 2013;84:698–705.

病例 32

何时肌强直不是由强直性肌营养不良引起？

Dipa L. Raja Rayan，Michael G. Hanna
张伟赫　译　汪伟　校

病史

　　患者为 51 岁白人男性，6 岁时开始出现跑动困难，伴下肢和躯干僵硬，随后进展到双手和双臂，症状于休息或疲劳时加重，持续运动后改善，寒冷环境中症状并不加重。患者同时发作短暂的肌无力，但反复活动后可改善。过去几年间，患者逐渐出现双下肢近端轻度无力。美西律治疗可明显改善僵硬症状。患者的一位姐姐也有轻度症状，另外两个同胞和父母尚未发病。

体格检查

　　神经系统查体发现全身肌肉肥大，以小腿肌肉为著。行走时肢体僵硬，反复运动可改善。用力握拳后不能立即伸直（抓握性肌强直），类似"热身"现象以及叩击性肌强直。肌肉呈明显的短暂性无力（MRC 3/5 级），通常持续数秒，重复活动后肌力可以恢复至基线水平。双下肢近端持续性无力，屈髋肌力 MRC 4＋/5 级。

辅助检查

　　肌电图提示四肢肌肉大量肌强直放电。短时运动诱发试验可发现运动时复合肌肉动作电位（CMAP）初期显著下降，随后逐渐改善（图 32.1）。长时运动（McManis）诱发测试正常。磁共振成像（MRI）显示 STIR 序列上小腿肌肉水肿（图 32.2）。基因检测证实患者及其患病姐姐的氯离子通道基因有两个相同突变：*CLCN1* c. ［180＋3A ＞ T（＋）568G ＞ A］；p. ［?（＋）Gly190Arg］。

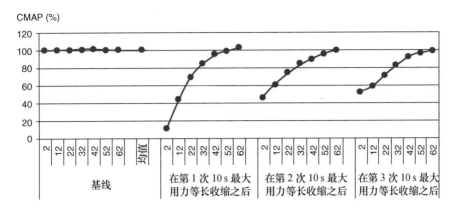

图 32.1　神经电生理检查：短期运动诱发试验。患者被要求持续锻炼小指展肌（ADM）10 s，1 min 后记录 CMAP。随后再重复 2 次，进一步观察 CMAP 波幅变化。本例患者运动后 CMAP 波幅初期显著下降，后逐渐改善

诊断

常染色体隐性遗传性先天性肌强直（Becker 型肌强直）。

讨论

临床表现和神经电生理学检查提示该患者患有非肌营养不良性肌强直。尽管强直性肌营养不良（myotonic dystrophy，DM）患者可表现为不伴肌无力的孤立的抓握性肌强直，但本例患者缺乏广泛性肌无力的特点仍支持非肌营养不良性而非 DM-1 型或 2 型的诊断。活动后改善的短暂肌无力，加之短时运动后 EMG 上 CMAP 波幅降低，以及全身性肌肥大，符合氯离子通道突变引起的先天性肌强直特征。遗传性肌强直的其他原因还包括先天性副肌强直和钠通道基因 *SCN4A* 突变引起的钠通道肌强直。这些患者更多表现为冷敏感性肌强直，尤其是面部，并且运动诱发后症状加重。高钾性周期性麻痹也可能伴有肌强直，但患者有更明显的麻痹发作。

先天性肌强直（myotonia congenita，MC）是最常见的肌肉离子通道病，患病率为 1/10 万～ 10/10 万。MC 可呈隐性或显性遗传，取决于携带的突变类型，因此可能会误导遗传咨询。隐性遗传 MC 患者与显性遗传 MC 相比，伴腓肠肌假肥大的全身性肌强直往往更严重。患者童年时常表现出肢体僵硬。症状严重的患者可能后期发展为轻微的近端肌无力，但是整体来说预后较好。最近的随机对照试验显示美西律可明显改善僵硬。如若不耐受，还可选择卡马西平、苯妥英钠和丙吡胺。

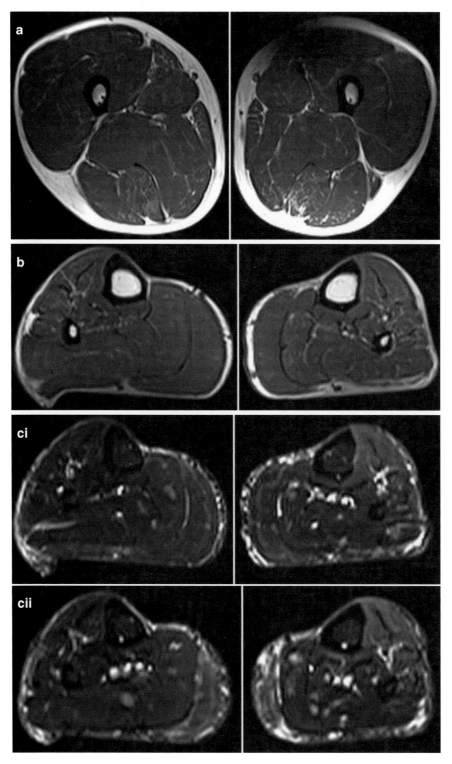

图 32.2　双下肢 MRI。（**a**）大腿扫描 T1 像可见粗大的肌肉组织。（**b**）小腿扫描 T1 像可见小腿肌肉增粗，余未见异常。（**c**）小腿扫描 STIR 像提示：（**i**）腓肠肌内侧上段中心高信号条带；（**ii**）双侧腓肠肌内侧头下部信号增高，提示水肿。大腿或小腿未见明显脂肪化

参考文献

Raja Rayan DL, Hanna MG. Skeletal muscle channelopathies: nondystrophicmyotonias and periodic paralysis. Curr Opin Neurol. 2010;23:466–76.

病例 33

肌强直和肌无力——殊途同归

Dipa L. Raja Rayan，Michael G. Hanna

张伟赫　译　汪伟　校

病史

患者为一名 63 岁的白人男性，主诉年轻时冲刺跑时肢体僵硬感明显。10 岁时开始出现严重的发作性肌无力，发作时无法自行起床。此后，上述症状频繁发作，并在剧烈运动后影响四肢，症状多持续数天至 2 周。偶尔还会出现轻度的局灶性肌无力发作。寒冷环境可加重肌无力和僵硬发作，且患者在冷风中无法睁开双眼。在过去的 10 年中，肌无力发作次数逐渐减少，但是四肢出现了持续性近端肌无力，右侧重于左侧，需要借助轮椅。患者有一儿一女，女儿发作过一次全身麻醉后肌无力，儿子没有任何症状。其父母是否有症状不详，但他的 4 个兄弟姐妹中 2 个有类似症状。

体格检查

体格检查发现眼轮匝肌肌强直，用力闭眼或眼疲劳时明显。四肢近端肌无力，下肢重于上肢，屈髋肌力 MRC 3/5 级，肩部外展肌力 MRC 4/5 级。余神经系统检查未见异常。

辅助检查

血清肌酸激酶（CK）升高，为 1927 IU（正常 < 200 IU），血清钾水平正常。肌电图表现出大量的肌强直性放电，上肢肌明显。四肢呈轻度肌源性损害。短时间运动测试和寒冷测试结果正常。长时间运动测试（McManis）呈阳性，最大波幅下降 55%（图 33.1）。腿部肌肉 MRI（图 33.2）显示大腿肌肉脂肪化和水肿，符合肌病所致肌无力特点。钙通道基因（CACNA1S）正常；钠通道基因（SCN4A）测序提示 Met1592Val 突变。

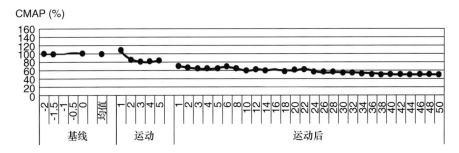

图 33.1　神经生理检查：长时间运动诱发试验。运动小指展肌（ADM）5 min，观察其后 50 min 内复合肌肉动作电位（CMAP）波幅的变化。最大降幅为 55%，提示试验阳性

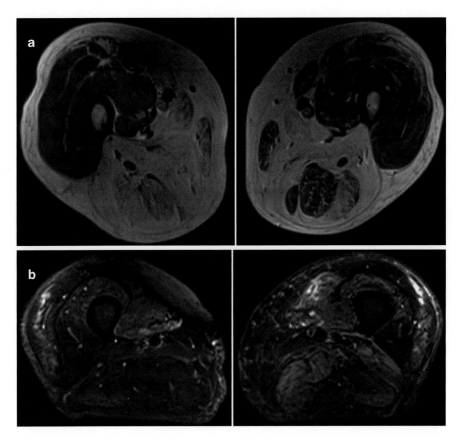

图 33.2　大腿 MRI 扫描。（**a**）T1 像显示右侧大腿后–内侧肌群几乎完全脂肪化，左侧相对较轻，双侧股外侧肌和左侧股直肌下部亦严重受累。（**b**）STIR 像显示双侧股内侧肌、股直肌和股外侧肌以及左内收肌和半膜肌呈高信号，提示水肿

诊断

高钾性周期性麻痹。

讨论

患者自幼即表现为发作性四肢无力伴僵硬，同时有明确的家族遗传史，这进一步支持先天性而非获得性因素所致。特异的发作性麻痹伴冷敏感性肌强直提示周期性麻痹，而不是非肌营养不良性肌强直或强直性肌营养不良。肌强直合并麻痹症状最可能的诊断是高钾性周期性麻痹，而非低钾性周期性麻痹或 Andersen-Tawil 综合征，因为后面两种疾病均无肌强直样表现。

高钾性周期性麻痹的患者通常伴有冷敏感性肌强直和发作性肌无力。当然在某些病例中，患者可只有肌无力症状。本病由钠通道基因 *SCN4A* 突变引起，为显性遗传病。发作性肌无力通常伴血清钾升高，偶可伴血钾正常。晚期严重病例可表现为持续性近端肌无力，但是这种情况在低钾性周期性麻痹更为常见。MRI 正在成为评估疾病严重程度和疗效的有用工具。MRI 扫描发现脂肪化多提示不可逆的肌无力。STIR 序列可提示肌肉水肿程度，多呈高信号病灶，一般代表病变的可逆性及对治疗的反应性。治疗上需低钾饮食，配合服用乙酰唑胺或双氯非那胺来减少发作频率及降低每次发作的严重程度。

参考文献

Raja Rayan DL, Hanna MG. Skeletal muscle channelopathies: nondystrophic myotonias and periodic paralysis. Curr Opin Neurol. 2010;23:466–76.

病例 34

典型临床表型、MRI和组织学

Jasper M. Morrow，Janice L. Holton，Matthew J. Parton

董明睿 译 汪仁斌 校

病史

患者为 61 岁男性，他曾于 53 岁时因爬楼梯和从矮椅子上站起困难 1 年首次就诊。上述症状在随后的 8 年中逐渐进展，需要拐杖协助才能步行、爬楼梯需人协助。近 2 年患者出现进行性吞咽障碍、轻度精细运动困难，如用手扣衣服等动作时。无感觉症状和括约肌功能紊乱，无心脏、呼吸系统疾病症状。

既往有高血压、痛风、2 型糖尿病和高胆固醇血症。目前口服药物有：阿司匹林、二甲双胍、厄贝沙坦、氨氯地平、辛伐他汀、阿仑膦酸盐。54 岁时他曾接受 60 mg 的泼尼松龙治疗，在 12 个月内逐渐减量到 10 mg，并持续 6 年维持口服低剂量激素，使用激素后没有明显的临床疗效。

有明确的缺血性心脏病家族史。不吸烟，不饮酒。

体格检查

一般检查正常。患者需要帮助才能从椅子上站起来。可独立缓慢行走，身体前凸，膝关节呈伸展位固定。脑神经检查：轻微面肌无力和颈屈肌无力，中度吞咽困难，其他脑神经正常。双侧前臂屈肌和大腿前部肌肉萎缩。肌张力正常。四肢肌力 MRC 分级详见表 34.1。四肢不对称性近端和远端肌无力，以股四头肌和指长屈肌最为显著。上肢腱反射正常，下肢腱反射消失，足跖反射正常（巴宾斯基征阴性）。共济运动正常，深浅感觉正常。

辅助检查

肌酸激酶最初为 1083 IU/L（正常 20 ～ 200 IU/L），服用泼尼松龙治疗后降至正常范围。其他血液检查包括全血细胞计数、肝肾功能、甲状腺功能、炎性标志物及自身

表 34.1 肌无力分布

运动	右	左	运动	右	左
肩外展	4+	4+	髋屈	2	4
肘伸	4	4−	髋伸	5	5
肘屈	4	4−	髋外展	5	5
腕伸	4−	4−	髋内收	3	4
腕屈	3	3	膝屈	4	3
指伸	4	4	膝伸	2	2
示指外展	5	5	踝背屈	4+	4
小指外展	4+	4+	踝跖屈	5	4
拇指外展	4+	4+	踝外翻	5	5
指长屈肌	2	1	踝内翻	5	4+
指短屈肌	4	4	大趾伸展	5	5

MRC 分级：5＝正常肌力，0＝无运动。

抗体均正常。神经传导检查正常，肌电图显示肱二头肌、股直肌、股内侧肌和胫前肌呈肌源性改变。下肢肌肉 MRI 显示肌肉萎缩、脂肪浸润，以股四头肌和小腿腓肠肌内侧头最为显著，对肌肉水肿敏感的序列显示高信号（图 34.1）。患者进行了肌肉活检（图 34.2）。

诊断

散发性包涵体肌炎（sporadic inclusion body myositis，sIBM）。

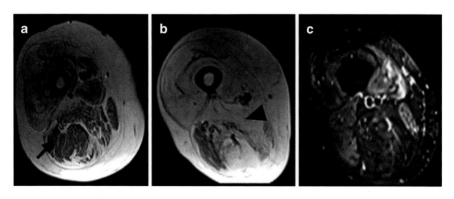

图 34.1 右侧大腿 MRI 横切面图像。（a）T1 加权序列，年龄 57 岁；（b）T1 加权序列，年龄 60 岁；（c）STIR（短 tau 反转恢复）序列，年龄 60 岁。图（a）显示，肌肉萎缩、脂肪浸润，大腿前部病变重于后部，股二头肌相对保留（箭头示）。图（b）中，3 年后，脂肪浸润明显进展，尤其是大收肌（箭头示）。图（c）肌肉内高信号显示肌肉异常水肿，提示肌肉病变处于活动期

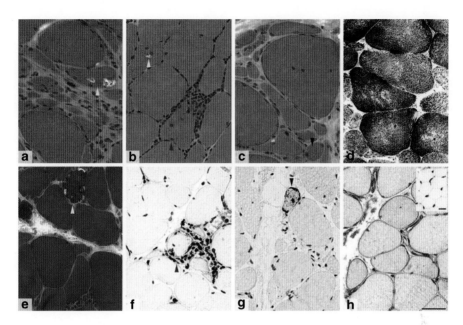

图 34.2　苏木精–伊红染色切片（**a ～ c**）显示显著的肌纤维大小不等、肌内膜结缔组织增生、镶边空泡（黄色箭头示）、炎细胞侵入完整的肌纤维（蓝色箭头示）和部分肌纤维内嗜酸性包涵体（黑色箭头示）。细胞色素氧化酶–琥珀酸脱氢酶（COX-SDH）联合组织化学染色显示频繁出现的 COX 酶活性缺乏肌纤维（**d**）。Gomori 三色染色（**e**）显示镶边空泡（黄色箭头示）。抗 CD3 免疫染色（**f**）显示，在肌内膜中有成簇 T 淋巴细胞，其中一些淋巴细胞侵入完整的肌纤维（蓝色箭头示）。p62 免疫组化（**g**）显示肌纤维中的肌浆包涵体（黑色箭头示）。MHC- I 免疫染色显示，与源自正常肌肉的对照（**h** 内右上角插图）相比，可见广泛的肌膜 MHC- I 表达上调（**h**）。比例尺：50 μm。（图片由 Zane Jaunmuktane 和 Sebastian Brandner 提供）

讨论

50 多岁的男性患者出现吞咽困难、爬楼梯困难和手功能减退的临床表现提示 sIBM 的诊断。肌无力以指长屈肌和股四头肌最为显著的临床特点以及肌酸激酶升高、肌电图肌源性改变支持上述诊断。sIBM 的确诊需要肌肉活检典型的病理改变和电镜下出现管丝状包涵体。

包涵体肌炎目前被归类为特发性炎性肌病。特发性炎性肌病还包括皮肌炎（dermatomyositis，DM）和多发性肌炎（polymyositis，PM）。IBM 与 PM 和 DM 的区别在于，它主要在 50 岁以上的男性发病，肌无力经常累及远端肌肉，并且对免疫抑制治疗反应不良。IBM 的发病机制复杂，目前仍不明确。肌肉活组织检查显示有炎症浸润，伴肌膜 MHC- I 表达上调和肌纤维退行性改变，如镶边空泡和蛋白质包涵体。炎性改变或肌纤维退行性改变是否病因的启动因素仍不确定。由于缺乏明确的检测指标，有数个不同的 IBM 诊断标准被提出。最近提出的欧洲神经肌肉中心（European Neuromuscular Centre，ENMC）诊断标准具有临床可行性，这个标准分为临床诊断标准和病理活检诊断标准（见表 34.2）。

对包涵体肌炎的免疫抑制治疗试验通常都得出了无效的结论。在使用皮质类固醇治疗的随机对照试验中肌酸激酶水平有下降，但临床症状没有改善，或临床进展未得以减缓。对照试验中，静脉注射免疫球蛋白也没有显示出整体的获益，尽管在一个亚组中观察到吞咽功能的改善。IBM 最初被认为是一个独立的疾病实体，IBM 对免疫抑制治疗无效且具有独特的临床表型，上述特点均与多发性肌炎不同。因为这些原因，典型包涵体肌炎病例不建议进行治疗；但是，如果肌肉活检出现明显炎症反应，通常会进行一轮类固醇和（或）IVIG 的试验性治疗。

表 34.2　包涵体肌炎 ENMC 诊断标准

分类	临床和实验室特征	病理特征
病理学确诊的 IBM	符合 IBM	肌内膜炎性浸润，部分侵入非坏死肌纤维，伴有镶边空泡，以及特征性病理特点： 刚果红，或 高磷酸化 tau（SMI-31） 　p62/SQSTM1 或 TDP43，或 15 ～ 18 nm 管丝状纤维
临床确诊的 IBM	病程持续时间＞ 6 个月，年龄大于 30 岁，肌电图与临床一致，以及 股四头肌无力＞髋屈肌无力，以及 手指屈肌无力＞肩外展无力	肌内膜炎性浸润，或 MHC- I 表达上调 不伴 上述特征性病理特点
可能的 IBM	病程持续时间＞ 6 个月，年龄大于 30 岁，肌电图与临床一致，以及 股四头肌无力＞髋屈肌无力，或 手指屈肌无力＞肩外展无力	肌内膜炎性浸润，或 MHC- I 表达上调， 不伴 上述特征性病理特点

参考文献

Benveniste O, Hilton-Jones D. International Workshop on Inclusion Body Myositis held at the Institute of Myology, Paris, on 29 May 2009. Neuromuscul Disord. 2010;20(6):414–21.

Benveniste O, Guiguet M, Freebody J, Dubourg O, Squier W, Maisonobe T, et al. Long-term observational study of sporadic inclusion body myositis. Brain. 2011;134(Pt 11):3176–84.

Solorzano GE, Phillips 2nd LH. Inclusion body myositis: diagnosis, pathogenesis, and treatment options. Rheum Dis Clin North Am. 2011;37(2):173–83, v.

病例 35
非典型临床表型、MRI和组织学

Jasper M. Morrow，Janice L. Holton，Matthew J. Parton
董明睿 译 汪仁斌 校

病史

患者男性 60 岁，进行性双下肢无力 7 年，肌无力累及下肢的近端和远端肌肉。患者爬楼梯或爬山困难，"平足"步态，腿部肌肉萎缩。面部、吞咽和上肢无症状，无心肺功能、肠道或膀胱方面的症状。

生长和发育里程碑正常，50 岁前可以踢足球和打壁球。曾患 Ⅱ A 级睾丸畸胎瘤，1986 年切除，化疗后完全并持续缓解。2 年前患者在出现一次类似于流感样症状后出现右肩疼痛，继而出现右肩肢带肌无力的亚急性发作，诊断为神经痛性肌萎缩，症状自发缓解。无神经肌肉疾病家族史。他每天吸烟 15 ～ 20 支，少量饮酒。

体格检查

心、肺检查正常。摇摆步态，双足下垂。包括眼球运动、面部力量和软腭运动在内的脑神经检查正常。大腿前部肌容积减少。肩部外展无力，肌力 MRC 4＋/5级。下肢髋关节屈、伸无力，伸膝无力，踝背屈无力，MRC 4 级。反射和感觉检查正常。

辅助检查

肌酸激酶轻度升高，为 308 IU/L（正常 20 ～ 200 IU/L）。抗核抗体（ANA）、可提取核抗原（ENA）、红细胞沉降率（ESR）和 C 反应蛋白（CRP）均阴性。肌电图显示股四头肌和胫前肌肌病性改变。神经传导检查正常，重频刺激正常。肌肉活检（图 35.1）显示肌病样病理改变，少数肌纤维含镶边空泡，有数个肌纤维细胞色素 C 氧化酶阴性。抗肌萎缩蛋白（dystrophin）、肌聚糖和膜收缩蛋白（spectrin）免疫染色正常。

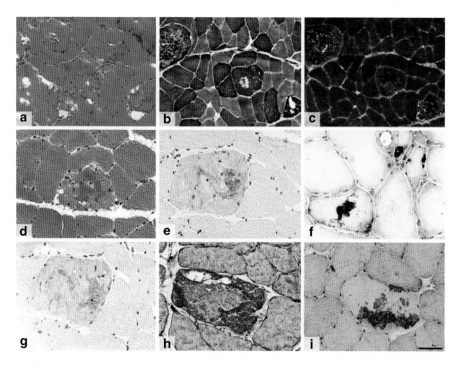

图35.1 肌肉活检。肌原纤维肌病——myotilin 肌病（myotilinopathy）患者的肌肉活检。苏木精–伊红染色切片（**a**，**d**）显示：肌纤维大小不等，许多肌纤维中出现镶边空泡和嗜酸性包涵体。NADH 组织化学染色显示：部分肌纤维中肌原纤维排列紊乱（**b**）。Gomori 三色染色突出显示了深绿色或红色的包涵体以及镶边空泡（**c**）。包涵体对泛素（**e**）、p62（**f**）、α-B- 晶体蛋白（**g**）、结蛋白（**h**）和肌收缩蛋白（myotilin）（**i**）均呈阳性标记。比例尺：100 μm（a ～ c），50 μm（d ～ i）。（图片由 Zane Jaunmuktane 和 Sebastian Brandner 提供）

诊断与治疗

　　本例诊断为包涵体肌炎。这名患者没有接受特殊治疗，并继续接受随访。他的肌无力逐渐加重，特别是踝背屈无力，需要使用踝足矫形器。他出现了肩部肢带肌的萎缩，伴有冈上肌、冈下肌无力。伸膝无力没有加重，也没有出现吞咽困难或指长屈肌无力，因此他的临床表型不是典型的散发性包涵体肌炎。对患者肌肉活检进行了回顾，并补充进行了免疫染色，可见 p62 和 myotilin 在数个肌纤维胞质中呈强的免疫反应。肌膜无 MHC- I 表达上调，COX 阴性肌纤维数大致在其年龄正常范围内，电镜下未见包涵体肌炎的管丝包涵体。依据上述特点，病理诊断修正为肌原纤维肌病。下肢肌肉 MRI 检查如图 35.2 所示。超声心动图显示局部室壁运动异常，射血分数正常。随后进行冠状动脉造影没有发现导致心脏改变的缺血性原因。FSHD1、结蛋白、α - β - 晶体蛋白的遗传分析均为阴性。发现一个 myotilin 杂合突变 c.179C ＞ G（p. Ser60Cys），该突变已被报道为致病突变。

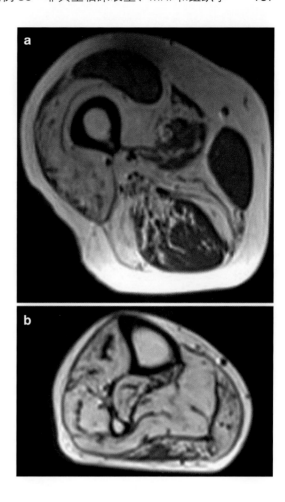

图 35.2　下肢肌肉 MRI。右侧大腿（**a**）和小腿（**b**）横向 T1 加权像，显示大腿股直肌、半腱肌和股薄肌明显保留，小腿的腓肠肌外侧相对保留

最终诊断

Myotilin 肌病［c.179C＞G（p. Ser60Cys）杂合突变］。

讨论

　　进行性对称性肌无力，不伴感觉受累的临床表现提示有肌肉病变过程，这一点得到了肌电图的支持。肌酸激酶轻度升高也支持肌病诊断，但是肌酸激酶轻度升高（小于 1000）也可见于失神经改变。根据临床表现，初步诊断为包涵体肌炎（inclusion body myositis，IBM）是合理的。踝背屈肌无力在 IBM 中很常见，患者的人口学特征与 IBM 一致，肌肉活检肌纤维有镶边空泡的表现在病理上也支持IBM 的诊断。此病例表明，还有其他的肌病可以在活检中出现镶边空泡。这个病例证明了回顾、随诊患者的重要性，尤其要警惕那些表型不典型的神经肌肉疾病的临床症状进展。缺乏指长屈肌受累，肩部肢带肌无力加重，以及缺乏进展性吞咽困难都提示不是经典的 IBM。

肌原纤维肌病（myofibrillar myopathies，MFM）以独特的病理改变为特征，包括肌原纤维结构紊乱、肌纤维降解产物积聚和多种蛋白的异位堆积，包括结蛋白、肌收缩蛋白（myotilin）、抗肌萎缩蛋白和肌聚糖蛋白。MFM 临床表现多种多样，肌无力的分布可以是近端、远端或混合性的。心脏受累很常见，因此做出正确的诊断并及时进行适当的心脏监测和治疗就尤为重要。

目前已证实有 6 个基因突变可导致肌原纤维肌病：结蛋白、myotilin、α-B- 晶体蛋白、细丝蛋白 C、ZASP 和 Bag3，但仍有 50% 病例的致病基因尚不清楚。一旦肌肉活检提出肌原纤维肌病的诊断，通过评估肌肉 MRI 上的肌群受累模式可以帮助找到致病基因。在 myotilin 肌病中，典型的模式是大腿股直肌、半膜肌和股薄肌相对保留，小腿腓肠肌外侧头相对保留。这种肌无力分布模式即见于本例患者（图 35.2）。这些信息可用于指导基因检测，或确定已知 MFM 致病基因新发突变的致病性。

参考文献

Fischer D, Kley RA, Strach K, Meyer C, Sommer T, Eger K, et al. Distinct muscle imaging patterns in myofibrillar myopathies. Neurology. 2008;71(10):758–65.

Selcen D. Myofibrillar myopathies. Neuromuscul Disord. 2011;21(3):161–71.

病例 36

一例需要监测的多系统受累的肌肉疾病

Dipa L. Raja Rayan，Chris Turner

董明睿　译　汪仁斌　校

病史

患者为 76 岁高加索女性，56 岁时出现行走困难，并伴有手抓握无力和僵硬。67岁时因严重呼吸困难入院，并被认为因神经肌肉功能失代偿出现呼吸衰竭，继而出现胸部脓毒症。她的足下垂、手抓握力、颈屈肌无力和吞咽困难逐渐恶化。她因严重的日间过度嗜睡而变得虚弱，她不能耐受无创通气，由于精神方面副作用也不能耐受莫达非尼治疗。她在 68 岁时植入心脏起搏器，并发展为慢性心房颤动。她在 31 岁时做了双眼白内障摘除手术。她有 2 个儿子，其中一个从 30 岁开始出现强直性肌营养不良（DM）1 型的症状。她曾有 5 次在孕 3 个月时出现自然流产史。

体格检查

查体可见患者肌病面容，双侧上睑下垂，颈屈无力。

咳嗽力弱，指屈肌和踝背屈肌严重无力。存在手抓握肌强直和舌肌强直（图36.1）。脉搏不齐，轻微额部秃顶。

辅助检查

肌酸激酶（CK）正常。肌电图显示频繁的肌强直放电，伴有轻微的肌病性改变。夜间睡眠监测研究显示，整晚都有显著的低血氧，最低血氧饱和度降至 72%，平均为85%。基因检测证实，强直性肌营养不良蛋白激酶（DMPK）基因 3′ 端 CTG 重复序列存在异常扩增。

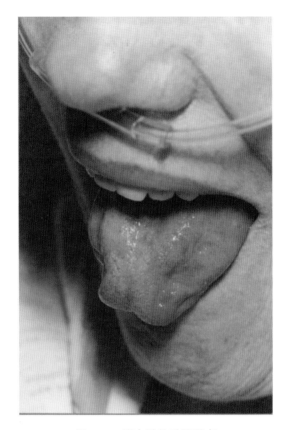

图 **36.1**　叩击后的舌肌强直

诊断

强直性肌营养不良 1 型（DM1）。

讨论

本患者出现晚发肌强直，伴有典型的肌无力模式、神经肌肉性呼吸衰竭和心律失常，提示是一种多系统受累的肌强直疾病，即强直性肌营养不良。非肌营养不良性肌强直往往始于儿童时期，并不导致多系统疾病。强直性肌营养不良 2 型较少见，其症状往往没有 1 型严重。

强直性肌营养不良 1 型在欧洲的患病率为 1/7000。它是由于 *DMPK* 基因 3′ 非翻译区 CTG 重复序列的异常扩增所致，与其他三核苷酸重复扩增所导致的疾病一样，其临床表现为遗传早现现象。CTG 重复序列的增加与发病年龄相关。严重的先天性 DM1 几乎总是由于母系遗传的等位基因突变和 CTG 重复超过 1000 有关。典型的临床表现为远端指屈无力和踝背屈无力。上睑下垂、面肌无力并伴有额部秃顶形成一种特征性的面部外观。心率减慢和心动过速常见，是早期死亡的常见原因。临床上，心肌病并不常见。由神经肌肉病变导致的呼吸无力、吞咽困难和原发性中枢神经系统疾病引起的呼吸暂停等呼吸系统问题是导致早期死亡的最常见原因。上述情况可以用无创通气治疗，但患者通常不能耐受。如果肌强直严重，可以用美西律治疗，但通常不是必需的。强直性肌营养不良 1 型也可能影响肠道和膀胱功能，以及出现伴随认知缺陷的特殊临床表型。

参考文献

Turner C, Hilton-Jones D. The myotonic dystrophies: diagnosis and management. J Neurol Neurosurg Psychiatry. 2010;81(4):358–67.

病例 37

少见而症状更轻的强直性肌营养不良

Dipa L. Raja Rayan，Chris Turner
董明睿　译　汪仁斌　校

病史

患者为 41 岁女性，主因进行性、严重的肌肉疼痛和僵硬就诊。在过去的 3 年里，她手指抓握后很难松开。寒冷天气并没有加剧肌肉疼痛。没有热身现象（warm-up phenomenon），没有发作性肌无力。无其他方面不适，无心肺症状、白内障或括约肌功能障碍。其父在 50 岁左右时患有白内障和糖尿病。她的一个兄弟双手僵硬。她的 2 个年幼孩子均正常。

体格检查

查体可见非常轻微的手抓握性肌强直，无热身现象。其他神经系统检查均正常。

辅助检查

她的肌酸激酶（CK）正常。肌电图显示短时间的爆发性放电，未见典型的肌强直放电。短程和长程运动诱发试验均正常。DM1 基因检测正常，锌指蛋白 9（ZNF9）第 1 内含子 CCTG 重复序列异常扩增。

诊断

强直性肌营养不良 2 型（DM2）。

讨论

　　患者临床表现为晚发轻型肌强直，并伴有明显的疼痛。除了早发白内障的家族史，无其他健康问题。其临床症状提示为强直性肌营养不良，发病较晚。轻度肌强直、明显疼痛、不伴肌无力的特点提示诊断为强直性肌营养不良 2 型的可能性比 1 型大。考虑到肌强直不伴肌无力，也应该与非肌营养不良性肌强直相鉴别，但临床发病晚，且短程运动诱发试验正常在非肌营养不良性肌强直是不常见的。

　　强直性肌营养不良 2 型的典型表现为，30 岁后发病，伴有轻度近端肌无力和肌强直，但很多患者症状出现更晚。肌肉疼痛、僵硬和疲劳感常见。多系统表现较 DM1 轻，预后较好。DM2 是由 *ZNF9* 基因第 1 内含子的 CCTG 重复序列异常扩增引起，但扩增大小与发病年龄无关，也不能预估临床。先天性 DM2 尚未见报道。患者还可能出现心脏传导缺陷、白内障和 2 型糖尿病，因此在诊断时应该对这些情况进行筛查。

参考文献

Turner C, Hilton-Jones D. The myotonic dystrophies: diagnosis and management. J Neurol Neurosurg Psychiatry. 2010;81(4):358–67.

病例 38
一例由常见病因导致的进行性近端无力

Jasper M. Morrow，Janice L. Holton，Chris Turner

董明睿 译 汪仁斌 校

病史

患者为 34 岁女性，逐渐出现进行性下肢近端无力。患者乃正常足月分娩，运动发育里程碑正常，非常擅长学校体育。她的丈夫从她 17 岁开始注意到她有轻微的爬楼梯困难。28 岁时患者第一次注意到自己从地板上站起困难的症状。症状逐渐加重，长途行走越来越困难。她没有与脑神经或上肢相关的症状。

没有神经肌肉疾病家族史，包括 2 个兄弟姐妹和 3 个孩子在内。其父母无血缘关系。既往无其他疾病病史，没有定期服药史。

体格检查

全身检查和心肺检查均正常。摇摆步态。包括面肌在内的脑神经检查正常。无翼状肩胛或脊柱侧凸。轻度对称性肩外展无力（MRC 5－/5 级），伴有轻度屈髋（MRC 4/5 级）和屈膝（MRC 4＋/5 级）无力。远端肌力、肌肉容积、反射、共济运动和感觉均正常。

辅助检查

肌酸激酶（CK）显著升高，为 1891 IU/L（正常 26 ～ 140 IU/L）。神经传导检查正常，肌电图显示近端肌肉的运动单位呈肌源性改变。股四头肌活检显示营养不良样病理特征（图 38.1）。下肢磁共振成像显示肌肉脂肪替代，特别是大腿后部更为显著（图 38.2）。超声心动图显示左心室轻度扩张［左心室舒张末期直径（LVEDD）5.5 cm］，但收缩功能正常。*FKRP* 基因分析显示纯合子突变 c.826C ＞ A（p.Leu276Ile）。

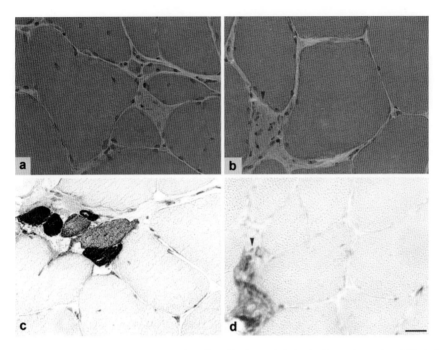

图 38.1　肢带型肌营养不良 2I 型的肌肉活检。苏木精–伊红染色切片（**a**，**b**）显示肌纤维大小明显不等，偶见坏死肌纤维（**b**，蓝色箭头示）。新生肌球蛋白（neonatal myosin）免疫染色（**c**）显示较多的肌纤维呈阳性标记。酸性磷酸酶组织化学染色（**d**）突出显示了有巨噬细胞（蓝色箭头）浸润的坏死纤维。比例尺：30 μm。（图片由 Zane Jaunmuktane 和 Sebastian Brandner 提供）

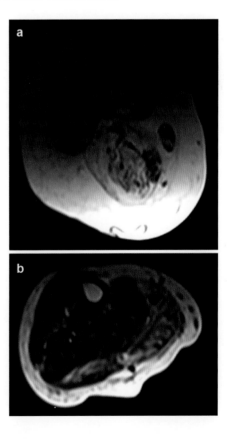

图 38.2　下肢 MRI：右侧大腿（**a**）和小腿（**b**）横断面 T1 加权图像。大腿后部肌肉脂肪浸润较前部肌肉显著，其中股二头肌受累最重。小腿病变较轻，腓肠肌内侧头和外侧头轻度脂肪浸润

诊断

肢带型肌营养不良 2I 型：*FKRP* 基因纯合突变 c.826C ＞ A（p.Leu276Ile）。

讨论

　　临床病史符合近端无力、无上运动神经元体征、感觉正常、反射正常的肌病病程。逐渐进展的病程表明肌肉变性的原因可能是遗传性的。肢带型肌营养不良（limb girdle muscular dystrophy，LGMD）的临床诊断依据为肌酸激酶（CK）升高、肌电图肌源性改变和肌肉活检呈肌营养不良样病理特点。*FKRP* 是北欧 LGMD 最常见的致病基因，可作为首选被筛查的基因。基因诊断具有相当的重要性，它可以为后代和其他家庭成员提供遗传咨询，以此为依据适当筛选潜在的其他器官病变，如心肌病，提出更具体的预后预测，并最终实现未来的分子治疗。

　　根据遗传方式，将 LGMD 分为常染色体显性遗传即 LGMD1 型和常染色体隐性遗传即 LGMD2 型。LGMD 按致病基因不同，目前显性遗传 LGMD1 分为 LGMD1A ～ H，隐性遗传 LGMD2 分为 LGMD2A ～ S。由于许多病例的致病基因仍未确定，未来可能发现更多新的 LGMD 致病基因。可以通过临床特征、CK 水平、肌肉活检和肌肉 MRI 受累模式来缩小疾病范围，做出 LGMD 的临床诊断。在不久的将来，使用二代测序技术检测 LGMD "致病基因组合包" 可能会取代肌肉活检而成为新的诊断手段。

　　LGMD2I 是由编码 Fukutin 相关蛋白（FKRP）的基因突变引起的，FKRP 在 α-肌营养不良聚糖蛋白的糖基化过程中起作用。LGMD2I 是与 α-肌营养不良聚糖蛋白糖基化异常有关的肌病之一。其他与 α-肌营养不良聚糖蛋白糖基化异常相关的疾病通常表现为先天性肌病，偶尔 FKRP 相关肌病也可以在出生时发病。LGMD2I 的临床特点包括小腿肥大、心肌和呼吸肌受累以及 CK 明显升高。通过 MRI 可以显示这种特殊的肌肉受累模式（图 38.2）。LGMD2I 是北欧最常见的 LGMD 类型之一，热点突变（C826A）占 90% 以上的病例。因此，在具有特定遗传背景和临床表型的患者中首先对这个热点突变进行基因筛查是合理的。

参考文献

Bushby K. Diagnosis and management of the limb girdle muscular dystrophies. Pract Neurol. 2009;9(6):314–23.

Poppe M, Cree L, Bourke J, Eagle M, Anderson LVB, Birchall D, et al. The phenotype of limb-girdle muscular dystrophy type 2I. Neurology. 2003;60(8):1246–51.

病例 39
进行性近端肌无力的另一常见病因

Jasper M. Morrow，Janice L. Holton，Chris Turner

孙青 译 汪仁斌 校

病史

患者为 22 岁华裔女性，主因逐渐进展的近端肢体无力 4 年就诊。患者乃足月分娩。自诉 6 岁时开始足尖行走，16 岁时进行了双侧跟腱延长手术。她 18 岁时开始发现近端肌无力的症状，爬楼梯、手臂举过头顶困难，她以前可以每天做 100 多个仰卧起坐，目前她不能完成。她没有感觉、脑神经或心肺症状，她的括约肌功能正常。

她没有既往疾病史，没有长期服药史。家族中包括她的 4 个同胞在内无相似疾病史，无近亲婚配史。

体格检查

常规检查包括心肺临床评估是正常的。她行走呈鸭步，Gower 征阳性。脑神经检查正常。双侧翼状肩胛，上肢外展不能超过水平线。她的肘部力量对称性减弱，屈肘肌力 MRC 3/5 级，伸肘肌力 MRC 4/5 级。远端肢体肌力正常。下肢近端肌力减弱，屈髋肌力 MRC 2/5 级，屈膝肌力 MRC 2/5 级，伸膝肌力 MRC 4/5 级。踝部肌力正常。腱反射消失。感觉、共济运动正常。

辅助检查

肌酸激酶（CK）升高到 5192 IU/L（正常 26 ～ 140 IU/L）。肌电图显示近端肌肉肌源性运动单位。肌肉活检显示肌营养不良样改变（图 39.1）。免疫组化显示 β-spectrin、caveolin-3、dystrophin、sarcoglycans、dystroglycans、dysferlin、nNOS 染色正常，但是 Calpain-3 免疫标记明显减少。免疫印迹显示 Calpain-3 区带缺失。*CAPN3* 基因检测显示已知的致病突变 c. 1795dupA（p. Thr599AsnfsX33）和新的序列变

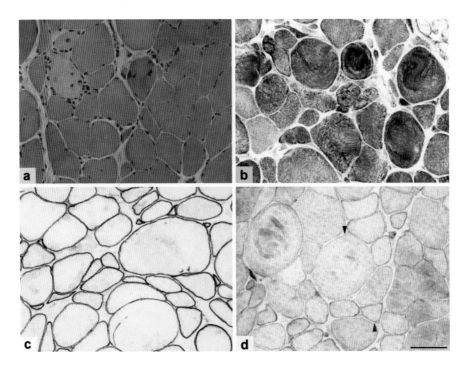

图 39.1   HE 染色（**a**）显示肌纤维明显大小不等，在一部分大纤维中内部细胞结构排列紊乱。NADH 组化（**b**）显示许多纤维呈螺旋状和分叶状形态。spectrin 免疫染色（**c**）显示所有肌纤维肌膜标记均存在。dysferlin 免疫染色（**d**）显示一部分肌纤维表达保留（蓝色箭头），但在一些肌纤维肌膜标记继发性减少（黑色箭头）。比例尺：50 μm。（图片由 Zane Jaunmuktane 和 Sebastian Brandner 提供）

异 c. 1518 T ＞ C（p.Ile506Thr）。父母检测发现父母各携带一个突变，证实突变位于不同的等位基因。

诊断

很可能的肢带型肌营养不良 2A 型，Calpain 蛋白病；*CAPN3* 基因已知致病突变 c. 1795dupA（p. Thr599AsnfsX33）和新的序列变异 c. 1518 T ＞ C（p. Ile506Thr）导致。

讨论

该例患者临床表现符合对称性近端无力的早期肌病过程。她的 CK 明显升高和肌电图呈肌源性损害支持该临床诊断。症状逐渐进展提示很可能是遗传因素导致的变性过程。突出的翼状肩胛和跟腱挛缩经常见于 Calpain 蛋白病，但是没有临床特异性。她的肌肉活检显示是一个肌营养不良过程，免疫染色和免疫印迹更特异地提示是 Calpain 蛋白病。基因分析发现一个已知的点突变和一个新的序列变异。在疑诊 Calpain 蛋白病的患者中，一个确定的已知突变和一个不确定的新的序列变异很常见。

免疫细胞化学和免疫印迹改变以及患者的表型高度提示是原发性 Calpain 蛋白病，在疑诊 Calpain 蛋白病的患者中，目前的研究集中在阐明其他可能被常规 PCR 检查遗漏的突变，如缺失。

　　LGMD 很罕见，其他导致肢带肌无力的肌营养不良，例如假肥大性肌营养不良和强直性肌营养不良 2 型也需要考虑。与 FKRP 相关的 LGMD2I 不同，Calpain 蛋白病没有突出的心肌病，呼吸肌受累通常也很轻微。

参考文献

Bushby K. Diagnosis and management of the limb girdle muscular dystrophies. Pract Neurol. 2009;9(6):314–23.

病例 40

一种可治性的系统性肌肉疾病

Michael S. Zandi, Janice L. Holton, Chris Turner

孙青 译 汪仁斌 校

病史

患者为 52 岁右利手的管理人员,主因肢体无力 9 个月就诊。她起初发现自己从矮椅子上站起困难。她行走时开始出现双腿支撑不住,随后她出现咀嚼和吞咽困难,体重减少了 15 kg。

体格检查

查体发现她的肺活量降低为 1.76 L,其他呼吸检查正常。无上睑下垂,眼球运动正常。她的面部肌肉、咀嚼、屈颈和舌运动无力。上肢对称性近端无力,尤其是肩外展,肌力 MRC 4-/5 级,肘部、腕部和手指肌力正常。双侧下肢屈髋肌力 MRC 2/5 级,膝部、踝部、足趾肌力正常。腱反射对称存在。足跖反射正常。感觉检查正常。双侧面颊可见肿胀的紫色皮疹。

辅助检查

肌酸激酶升至 7588 IU/L(正常 < 204 IU/L)。全血细胞计数显示轻度血小板减少（$140×10^6$/L）,红细胞沉降率（ESR）升高至 82 mm/h。谷丙转氨酶（ALT）升高至 132 U/L。抗核抗体（ANA）阳性（大于 1 : 320）,呈颗粒和均质型,检测出可提取核抗原抗体——抗 Ro 和抗 La。血清电泳显示 γ 免疫球蛋白多克隆增加。其他血液检查包括促甲状腺激素（TSH）、电解质、肾功能、C 反应蛋白（CRP）、抗中性粒细胞胞质抗体（ANCA）、人嗜 T 淋巴细胞病毒（HTLV）抗体和类风湿因子均正常或阴性。

肌电图提示为活动性肌源性损害病程。可见广泛的自发电位。在延髓、近端和远端肌肉,运动单位动作电位（motor unit action potential,MUAP）形态显示低至正常波幅的多相和复杂运动单位。在轻微收缩状态下,有早募集现象。

　　左侧股四头肌活检（图 40.1）特点符合多发性肌炎表现，伴肌纤维萎缩、肌纤维大小不一（纤维直径在 10～60 μm 之间），偶有坏死肌纤维。存在结缔组织增生和突出的炎性反应。CD3 免疫组化显示肌内膜 T 淋巴细胞常见，其中大多数是 CD8 阳性。存在许多肌内膜巨噬细胞，偶尔有 B 细胞。肌纤维膜上 MHC- I 增加。毛细血管上没有补体膜攻击复合物（membrane attack complex，MAC）沉积。新生肌球蛋白重链染色显示再生肌纤维。肌内膜酸性磷酸酶升高，提示炎性细胞浸润。没有镶边空泡，没有血管炎证据，没有破碎红纤维或细胞色素 C 氧化酶缺乏肌纤维。脂类和糖含量正常。

　　胸部 X 线片和全身 FDG-PET 正常。

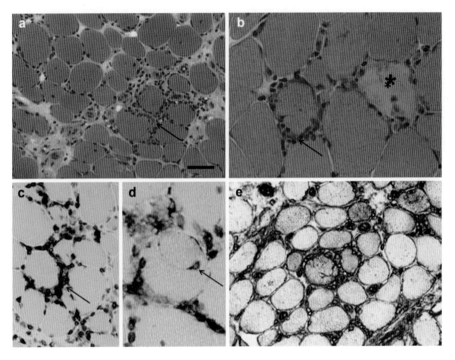

图 40.1　肌内膜炎细胞浸润，伴淋巴细胞浸润非坏死肌纤维（**a** 和 **b**，箭头示）。肌纤维大小不等和肌纤维坏死程度不等（**b**，*）。浸润的淋巴细胞主要是 T 细胞（**c**），它们已经侵入了存活的肌纤维（**d**，箭头示）。MHC- I 表达在肌膜上，也常表达在肌纤维的肌浆中（**e**）。（**a**，**b**）HE 染色；（**c**，**d**）CD3 免疫组化染色；（**e**）MHC- I 免疫组化染色。（**a**）中比例尺在（**a**，**c**，**e**）中表示 50 μm，在（**b**，**d**）中表示 25 μm。（图片由 Zane Jaunmuktane 和 Sebastian Brandner 提供）

诊断

　　多发性肌炎。

讨论

患者接受 1 g 甲泼尼龙治疗 3 天，然后口服泼尼松龙 60 mg 每日 1 次和硫唑嘌呤 50 mg 每日 1 次［硫嘌呤甲基转移酶（TPMT）正常］。硫唑嘌呤导致肝功能升高，替换为吗替麦考酚酯。皮质类固醇缓慢减量，维持吗替麦考酚酯 1 g 每日 2 次单药治疗。她的临床症状逐渐改善。

一个女性患者表现为近端肌病，伴随 CK 升高，ANA、Ro 和 La 抗体阳性，最可能的诊断是特发性炎性肌病，尤其是多发性肌炎和皮肌炎。诊断也可能是包涵体肌炎（IBM），但是该例患者不存在孤立的指长屈肌和股四头肌无力的典型 IBM 表现，组织学特点也不是 IBM 的典型特征，并且她的 CK 太高。

多发性肌炎和散发性包涵体肌炎有一些共同的病理特点，例如 CD8$^+$ T 细胞细胞毒性浸润、肌浆 MHC-Ⅰ增加、炎性细胞侵入相对未受损的肌纤维。与 IBM 不同，多发性肌炎不伴有显著的 p62 阳性蛋白质包涵体和镶边空泡。炎性肌病与系统性自身免疫和自身抗体相关，例如 ANA 常为阳性。肌肉活检是多发性肌炎最敏感和特异的检查。缺乏有关多发性肌炎治疗的高质量证据，但是以初始高剂量皮质类固醇、逐渐减量、随后无激素药物治疗为核心的治疗方案常常是成功的。多发性肌炎通常不是一种副肿瘤综合征，但是在不到 15% 的病例中发现存在肺、膀胱肿瘤以及胸腺瘤、非霍奇金淋巴瘤。

参考文献

Dalakas MC. An update on inflammatory and autoimmune myopathies. Neuropathol Appl Neurobiol. 2011;37:226–42.

Gordon PA, Winer JB, Hoogendijk JE, Choy EH. Immunosuppressant and immunomodulatory treatment for dermatomyositis and polymyositis. Cochrane Database Syst Rev. 2012;8, CD003643.

病例 41
一种血管疾病导致的肌无力

Michael S. Zandi，Janice L. Holton，Chris Turner

孙青　译　汪仁斌　校

病史

一个 21 岁的右利手女教师出现短暂脱发，随后 6 个月出现面部、颈部、上胸部皮疹伴色素沉着。她逐渐出现爬楼梯和从椅子中站起困难，伴随轻度肌痛。她出现劳力性呼吸困难和夜间盗汗。在 2 周时间内，她的症状快速恶化，出现躯干无力，需要辅助才能站立。她没有垂头症状或吞咽困难。她没有神经肌肉疾病家族史，并且她从不吸烟。

体格检查

患者屈颈和伸颈无力，但是除此之外其他脑神经检查正常。她存在上、下肢近端对称性严重无力，远端肢体轻度无力。她没有易疲劳的现象。腱反射正常。足跖反射正常。感觉、共济运动正常。她的用力肺活量（forced vital capacity，FVC）是相同身高和年龄预测值的 50%。她在前额、颊部、上胸部有向阳疹和色素沉着。她有甲皱毛细血管扩张。

辅助检查

入院时肌酸激酶是 16 738 IU/L（正常 < 204 IU/L）。抗核抗体（ANA）滴度大于 1∶1280，阳性（颗粒和均质型）。胸部 X 线片正常。全血细胞计数、尿素和电解质（U&E）、甲状腺功能试验（TFT）、血糖、维生素 B_{12} 和叶酸、镁、铁、类风湿因子、抗磷脂抗体筛查、抗双链 DNA、可提取核抗原（Ro、La、SM、RNP、SCL-70、抗 Jo-1）、抗中性粒细胞胞质抗体（ANCA）正常或阴性。经胸超声心动图正常。

左侧三角肌和左侧股直肌肌电图支持临床疑诊的活动性肌病。纤颤电位、正锐波常见，伴低波幅和短时限的小尖多相电位。在轻收缩时存在早期募集，到达临界干扰相。上、下肢神经传导检查正常。

左侧股四头肌进行了活检（见图 41.1），它显示的病理特点符合皮肌炎的诊断。肌纤维大小不一，肌纤维直径在 10 ～ 90 μm 范围内。圆形萎缩、坏死和再生肌纤维常见，这些改变多分布在束周。存在明显的炎性浸润，主要分布在肌束膜，可延伸到肌内膜。MHC-I 染色在肌膜上增加，补体膜攻击复合物（MAC）在坏死肌纤维和数个肌纤维周边沉积，没有发现它在毛细血管壁沉积。肌束膜和肌内膜 T 淋巴细胞常见，伴有少量的 B 淋巴细胞，大部分 T 淋巴细胞 CD4 阳性。肌束膜和肌内膜可见中等量的巨噬细胞。没有血管炎证据，没有破碎红纤维或 COX 阴性肌纤维。脂质和糖含量正常。在有炎性浸润的区域酸性磷酸酶活性升高。电镜确认存在坏死肌纤维，肌内膜巨噬细胞和成纤维细胞增加。多个血管有内皮的管网状包涵体。

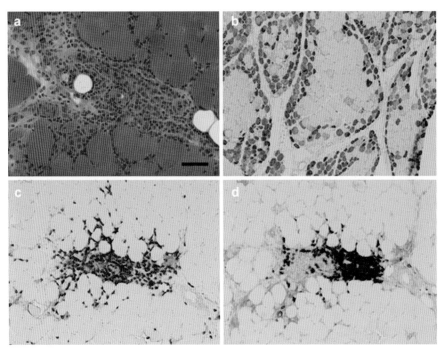

图 41.1　炎症浸润主要分布在肌束膜（**a**）。用识别新生肌球蛋白重链的抗体进行免疫组化染色突出显示了异常肌纤维的束周分布，这些肌纤维常常是萎缩的（**b**）。炎性浸润包括 T 淋巴细胞（**c**），也常常包括 B 淋巴细胞（**d**）。（**a**，**b**）HE 染色；（**b**）新生肌球蛋白重链免疫组化；（**c**）CD3 免疫组化；（**d**）CD20 免疫组化。（**a**）中比例尺在（**a**）中表示 50 μm，（**b**）中表示 260 μm，（**c**，**d**）中表示 100 μm。（图片由 Zane Jaunmuktane 和 Sebastian Brandner 提供）

血清 Jo-1 抗体阴性。肿瘤标志物 CA15-3 升高至 45（正常 0 ～ 25），但是血甲胎蛋白、CA125、CA19-9、CEA、身体 FDG-PET 扫描、乳腺 X 线检查以及胸、腹、盆腔 CT 增强扫描均正常或阴性。盆腔超声显示双侧多囊卵巢和左侧卵巢旁囊肿，从影像上看应该是良性的。

诊断

皮肌炎（dermatomyositis）。

讨论

该例年轻女性出现近端肌病，并延伸累及到躯干和远端肌肉。这些症状伴随 CK 升高、向阳疹和肌电图肌源性损害，这使皮肌炎成为最可能的诊断。肌肉活检证实了该诊断。典型的皮肌炎病例通常临床就可以做出诊断。多发性肌炎尤其是合并结缔组织病时可以出现皮疹。有些中心不做肌肉活检确定诊断，但当病例不典型或者当患者对一线免疫抑制剂效果不佳时，我们强烈建议进行肌肉活检这个诊断步骤，从而能确定诊断，对进一步应用更强的免疫抑制剂治疗提供信心。

该患者接受了高剂量静脉注射甲泼尼龙 3 天，随后口服皮质类固醇初始每日 80 mg 逐渐减量。因为担心 Ⅱ 型呼吸衰竭，她也接受了疗程 5 天的静脉滴注免疫球蛋白 0.4 g/（kg·d）。她的临床症状逐渐恢复，1 个月时间内她可以不需要辅助而自己活动。硫唑嘌呤作为无激素制剂被应用，但是因为肝功能检查升高停用。她随后接受了吗替麦考酚酯治疗，并在 3 年内逐渐减量，她的 CK 恢复正常。吗替麦考酚酯最终停用，她患病后 4 年健康妊娠。

皮肌炎是一种肌肉的自身免疫性疾病，儿童、成人均可发病，女性发病较男性更常见。皮肌炎独特的红色或向阳疹常出现在肌无力之前。肌内膜毛细血管的血管内皮很可能是皮肌炎抗原靶点。束周炎症和萎缩是该病的病理标志。补体 C3 被激活，有时导致膜攻击复合物（MAC）在毛细血管上沉积。皮肌炎患者有潜在恶性肿瘤的风险，尤其是在 50 岁以后发病的患者。这些肿瘤通常是卵巢、肺、胃肠道肿瘤或淋巴瘤、乳腺癌，近 1/4 患者出现肿瘤，如果发病时没有找到肿瘤，需要继续随访至少 5～10 年。在急性期尤其是患者全身无力或出现呼吸衰竭和（或）延髓麻痹时，使用静脉滴注免疫球蛋白是有证据支持的。皮质类固醇和无激素制剂是主要的治疗，许多患者获得明显缓解和良好的预后。

参考文献

Dalakas MC. An update on inflammatory and autoimmune myopathies. Neuropathol Appl Neurobiol. 2011;37:226–42.

Gordon PA, Winer JB, Hoogendijk JE, Choy EH. Immunosuppressant and immunomodulatory treatment for dermatomyositis and polymyositis. Cochrane Database Syst Rev. 2012;8, CD003643.

Titulaer MJ, Soffietti R, Dalmau J, Gilhus NE, Giometto B, Graus F, Grisold W, Honnorat J, Sillevis Smitt PA, Tanasescu R, Vedeler CA, Voltz R, Verschuuren JJ, European Federation of Neurological Societies. Screening for tumours in paraneoplastic syndromes: report of an EFNS task force. Eur J Neurol. 2011;18(1):19–e3.

病例 42

抗体介导肌病？

Alejandro Horga，Zane Jaunmuktane，Janice L. Holton，Matthew J. Parton

孙青　译　汪仁斌　校

病史

患者为 23 岁男性，主因进行性近端肢体无力就诊。他以前是健美爱好者，在过去几年，他发现肌力和肌容积明显下降。他最初发现胸部和肩胛周围肌肉无力，呈翼状肩胛。随后数月出现下肢近端无力。他也出现轻度吞咽困难，但是没有上睑下垂、复视或呼吸困难。发病之前他躯干出现无瘙痒症状的皮疹，随后出现流感样疾病。他曾服用促蛋白合成类固醇，除此之外他没有任何常规用药史，没有毒物接触史。既往史和家族史无特殊。

体格检查

患者没有上睑下垂、眼肌麻痹或面肌无力。延髓功能正常。屈颈和伸颈力弱。上肢检查显示双侧翼状肩胛、上肢带肌萎缩（图 42.1 a），伴肩内收和外展力弱（MRC 4/5 级）及屈肘力弱（4/5 级）。下肢检查显示屈髋（2/5 级）和屈膝或伸膝（4/5 级）力弱。腱反射存在。其余检查正常。

辅助检查

血清肌酸激酶（CK）和谷丙转氨酶（ALT）水平升高，分别是 24 000 IU/L（正常 < 204 IU/L）和 212 IU/L（正常 < 160 IU/L）。肌电图显示肌源性改变，自发电位增多。肺功能检查发现用力肺活量（FVC）轻度降低至预测值的 71%。心脏功能评估显示扩张型心肌病和不持续的室性心动过速，需要放置植入式心脏复律除颤器（implantable cardioverter defibrillator，ICD）。胸、腹、盆腔 CT 扫描正常。

肌肉活检　肌纤维大小不等，存在萎缩和再生肌纤维，肌内膜结缔组织增加。存在小灶的肌内膜炎症和散在的坏死肌纤维（图 42.1 b，c）。免疫组化染色显示肌内膜中

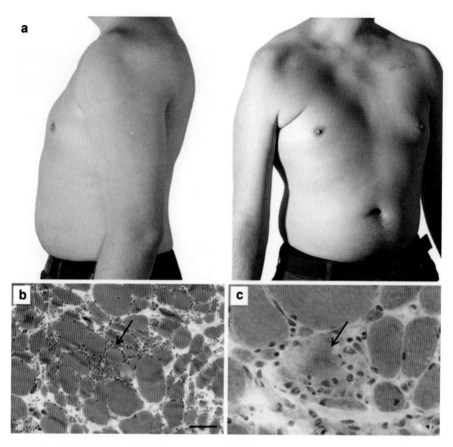

图 42.1　（**a**）上肢带肌和锁骨下肌萎缩。（**b**，**c**）肌活检（HE 染色）显示偶有肌内膜炎性改变（**b**，箭头示）和散在坏死肌纤维（**c**，箭头示）。比例尺＝100 μm（**b**）和 50 μm（**c**）。（图片由 Zane Jaunmuktane 和 Sebastian Brandner 提供）

少量 CD8$^+$ T 细胞和坏死肌纤维中少量 CD68$^+$ 巨噬细胞。仅发现很少量 CD4$^+$ T 细胞，没有发现 CD20$^+$ B 细胞。肌膜 MHC-Ⅰ抗原表达或毛细血管补体攻击复合物沉积没有增加。

　　基因检查　*calpain-3*、*dysferlin*、*FKRP* 和 *lamin A/C* 基因突变和面肩肱型肌营养不良基因检查均阴性。

　　血清学检查　抗核抗体（ANA）、抗中性粒细胞胞质抗体（ANCA）和类风湿因子筛查阴性。抗信号识别颗粒（anti-signal recognition particle，SRP）抗体高滴度存在。

诊断

　　抗 SRP 抗体阳性的坏死性肌病（necrotizing myopathy）。

讨论

特发性炎性肌病的 4 种主要分型是：皮肌炎、多发性肌炎、免疫介导的坏死性肌病（immune-mediated necrotizing myopathy，IMNM）和包涵体肌炎。除了包涵体肌炎，这些疾病表现为肩部和髋部肢带肌进行性无力，而包涵体肌炎的前臂屈肌早期受累。CK 水平升高和肌电图肌源性改变支持临床的疑诊，肌肉活检可明确诊断。炎症是组织学标志，每个亚型还有额外的特异性特点。鉴别诊断很广，包括面肩肱型肌营养不良和 dysferlin 肌病等遗传性肌病，这些肌病在肌肉活检时可以出现炎性浸润。

抗 SRP 抗体阳性的坏死性肌病很罕见，但具有特征性临床和病理特点的 IMNM 分型被越来越多地识别。它通常亚急性起病，尽管也有慢性起病的报道。肌无力常常严重、对称，近端受累为主，上下肢均受累。肌肉萎缩和吞咽困难是常见的特点。通常血 CK 明显升高（3000 ～ 25 000 IU/L）。EMG 显示肌源性运动单位、早募集和自发电位增加。肌肉活检显示散在坏死肌纤维，伴或不伴嗜肌红蛋白（myophagia），但单核炎性细胞罕见或不存在。肌膜 MHC- I 表达不存在上调或者呈少量局灶性。肌内膜结缔组织可能增加，毛细血管密度降低。毛细血管可能显示直径增加或 C5b ～ 9 补体沉积。抗 SRP 自身抗体是一种胞质核糖核蛋白复合体，它负责将新生多肽运送到内质网，它的病理重要性仍需要进一步证实。

鉴别诊断包括 IMNM 的其他类型，例如与肿瘤或他汀类药物使用和抗 3- 羟基 -3-甲基戊二酰辅酶 A 还原酶自身抗体相关的类型。患者可能对免疫治疗有反应。然而，激素减量时复发很常见，多数患者需要长期激素维持治疗。肌无力后遗症很常见。

在这例患者中，起初应用静注甲泼尼龙，随后口服泼尼松龙和甲氨蝶呤。肌力稳定下来，CK 维持在 2000 ～ 3000 IU/L 之间。然而，临床症状没有改善，激素缓慢停用导致临床症状恶化。起病 5 年后，给予单剂量静脉环磷酰胺和 2 次利妥昔单抗治疗，出现临床改善和 CK 水平轻度下降。这就允许停用甲氨蝶呤和减量泼尼松龙。再次给予利妥昔单抗，患者临床症状没有进一步改善，但是患者使用低剂量泼尼松龙作为唯一的免疫调节治疗，临床症状稳定。他也应用低剂量 ACE 抑制剂和比索洛尔。ICD 检测到短阵室性心动过速，均自行终止。

参考文献

Matthews E, Plotz PH, Portaro S, Parton M, Elliot P, Humbel RL, Holton JL, Keegan BM, Hanna MG. A case of necrotizing myopathy with proximal weakness and cardiomyopathy. Neurology. 2012;78:1527–32.

病例 43

再振作现象[*]

Robert D. S. Pitceathly，Janice L. Holton，Rosaline Quinlivan

孙青 译 汪仁斌 校

病史

一个 24 岁的欧洲白种人发作 2 次横纹肌溶解后来诊。他从幼儿期出现运动后下肢疼痛和运动不耐受，青春期他只能短距离跑步。15 岁时他在夜总会待了一夜后出现四肢无力和血尿来到急诊室，并且需要水化治疗。他第 2 次入院是 24 岁时健身 2 h 后又跳了 3 h 舞蹈。他从没有需要肾透析，他没有神经肌肉疾病家族史。

目前他可以攀岩和自行车运动。尽管他起初运动会有疲劳、手和下肢疼痛，但继续活动这些症状可以改善，提示存在再振作现象（继减现象）（second-wind phenomenon）。他通过运动前、中、后应用能量饮料和慢慢热身运动来控制症状。

体格检查

步态和脑神经检查正常。四肢肌力正常，肌腱反射正常。跖反射呈屈曲。共济和感觉检查正常。

辅助检查

横纹肌溶解期间，肌酸激酶（CK）> 100 000 IU/L（正常 38 ～ 204 IU/L）。基线 CK 1252 IU/L。其他所有的实验室检查包括肾功能、血尿酸水平均正常。

---

* 译者注：再振作现象（second wind phenomenon），又称继减现象，表现为肌病患者在开始运动的 10 ～ 15 min 内出现运动肌肉渐进性疲劳、无力、肌痛、肌强直，但经过短暂停顿或减慢运动后，症状突然消失，且运动能力和耐力明显改善的现象。

基因检查

DNA 分析显示 *PYGM* 基因存在复合杂合突变 R50X＋L292P。

诊断

McArdle 病（肌磷酸化酶缺乏，糖原贮积病 V 型）。

讨论

无氧或早期运动时肌肉糖原贮备是主要的能量来源，无氧或早期运动时出现肌肉疼痛伴特征性的再振作现象（继减现象）和肌红蛋白尿的病史，提示糖原代谢异常。再振作现象是通过有氧代谢激活了利用脂肪酸和蛋白质的非糖原分解途径造成的。糖原的过度累积和骨骼肌组织肌磷酸化酶活性严重减少或缺乏（图 43.1）也提示糖原累积病。最常见的糖原累积病是 McArdle 病（肌磷酸化酶缺乏，糖原累积病 V 型），并且该患者被发现存在 *PYGM* 隐性遗传突变。在没有特征性病史的患者中，需要考虑的其他诊断包括 Tarui 病（磷酸果糖激酶缺乏，糖原累积病Ⅶ型）和非肌肉疾病，例如腰椎管狭窄或外周动脉疾病导致的跛行。有氧运动和高蛋白饮食联合治疗可能对患者有帮助。

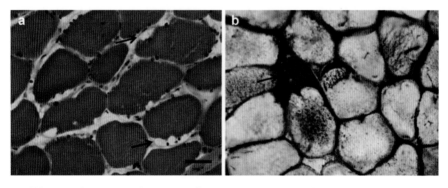

图 43.1　股外侧肌活检的组织学检查显示肌浆膜下空泡，在 HE 染色（**a**，箭头示）显示是空的，但应用 Schiff 试剂（**b**，箭头示）显示存在糖原。肌磷酸化酶缺乏，但在血管平滑肌上存在。（**a**）中比例尺在（**a**，**b**）中表示 50 μm。（图片由 Zane Jaunmuktane 和 Sebastian Brandner 提供）

参考文献

Quinlivan R, Buckley J, James M, Twist A, Ball S, Duno M, Vissing J, Bruno C, Cassandrini D, Roberts M, Winer J, Rose M, Sewry C. McArdle disease: a clinical review. J Neurol Neurosurg Psychiatry. 2010a;81(11):1182–8.

Quinlivan R, Martinuzzi A, Schoser B. Pharmacological and nutritional treatment for McArdle disease (glycogen storage disease type V). Cochrane Database Syst Rev. 2010b;12, CD003458.

病例 44
无再振作现象

Robert D. S. Pitceathly，Rosaline Quinlivan

王璐 译 汪伟 校

病史

患者为 16 岁男性。在打橄榄球后出现全身肌肉僵硬伴肌红蛋白尿。患者自 11 岁以来在行走 10 余分钟后出现过数次肌肉僵硬和疼痛。否认"再振作现象"及婴儿期低血糖的发生。随后患者在准备普通中等教育证书（GCSE）考试时，病毒感染后出现上述类似症状，到医院就诊并给予静脉输液治疗。与此次病毒感染类似，患者常常发作腿部和腰背部的肌肉痉挛，伴肌红蛋白尿，持续至成年。目前他每周跑步 2～3 次，高碳水化合物饮食可以改善症状。其弟弟在有氧运动后也出现类似症状，在病毒感染后症状加重。

体格检查

患者及其弟弟神经系统查体未见明显异常。

辅助检查

患者在一次出现肌红蛋白尿（症状较重）时，测血清肌酸激酶（CK）超过 150 000 IU/L（正常 38～204 IU/L）。采用串联质谱法测定全血中的酰基肉碱浓度，其数值升高至 26 μmol/L（正常 4～12 μmol/L），十六烷酰基肉碱及十八烯酰基肉碱（C16 及 C18∶1）升高尤其明显（见图 44.1）。可检测到皮肤成纤维细胞线粒体 β 氧化障碍，及肉碱棕榈酰转移酶Ⅱ（CPTⅡ）酶活性显著降低。*CPT2* 基因检测发现常见位点 S113L 纯合突变。

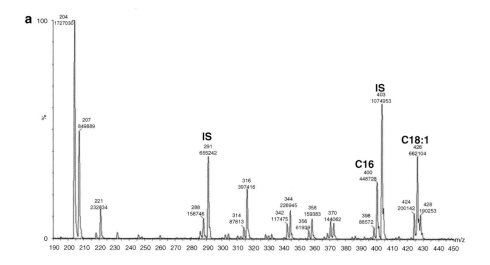

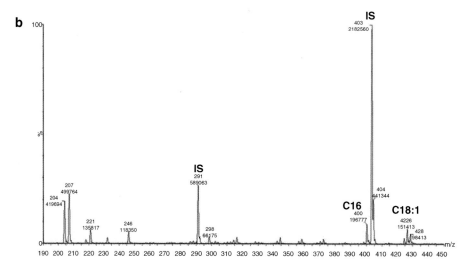

图 44.1　苯扎贝特治疗前后的酰基肉碱串联质谱分析。图（**a**）示 C16 及 C18∶1 水平升高，提示肉碱棕榈酰转移酶Ⅱ缺乏；而乙酰肉碱（C2）及辛酰肉碱、葵酰肉碱、月桂酰肉碱（C8-C12）水平升高提示患者在取样前禁食。图（**b**）示苯扎贝特治疗后肉碱谱无显著异常。重要参数为 C16 和 C18∶1 与两者之间内参（IS）比值。IS：内参（internal standard）

诊断

肉碱棕榈酰转移酶Ⅱ缺乏症。

讨论

临床出现有氧运动时或运动后肌肉僵硬伴随肌红蛋白尿和特异的肉碱谱改变高度提示肉碱棕榈酰转移酶Ⅱ缺乏。成人易以肌肉症状起病；而在婴儿期，重症型常表现为癫痫发作、肝及心脏受累，较轻的患者出现非酮症性低血糖，而这类患者可能随着年龄增长发展为成年人肌病发病的类型。该病的确诊依据皮肤成纤维细胞中线粒体 β氧化功能、肉碱棕榈酰转移酶 Ⅱ 的测定，以及 *CPT2* 基因的检测。肌肉活检非必须完成，通常无特殊发现。苯扎贝特已被证实能增强 CPT Ⅱ 活性障碍患者该基因的表达。主要鉴别诊断为长链酰基辅酶 A 脱氢酶缺乏症。尽管有少数肉碱棕榈酰转移酶 Ⅱ 缺乏症患者酰基肉碱谱系基本正常，酰基肉碱浓度测定和成纤维细胞的研究有助于区分这两种脂肪酸氧化障碍疾病。

参考文献

Bonnefont JP, Bastin J, Laforêt P, et al. Long-term follow-up of bezafibrate treatment in patients with the myopathic form of carnitine palmitoyltransferase 2 deficiency. Clin Pharmacol Ther. 2010;88(1):101–8.

病例 45

瘫痪并不是疾病全貌

Dipa L. Raja Rayan，Michael G. Hanna

王璐 译 汪伟 校

病史

患者为 53 岁白人女性。早在 15 岁时患者曾出现一次双下肢无力发作，当时她无法站立及行走。之后她每隔几个月发作肢体无力，出现不能行走或上肢无力的症状。每次发作多于活动中诱发，不影响呼吸肌及延髓肌，症状约 1 周后完全恢复。有时仅有轻微发作，表现为轻微的无力症状，伴疼痛、痉挛及上楼梯费力。近 10 年患者反复轻微发作，无力及肌肉疼痛症状相对持久。患者的大发作通过服用乙酰唑胺得以控制，但发生了肾结石。从 9 岁起患者出现心律失常，需服用丙吡胺和比索洛尔治疗。患者母亲也有类似的无力症状，38 岁时死于心脏病；其 2 个兄弟患病。

体格检查

一般查体可见面部畸形，有低位耳、小颌畸形、宽基鼻、内眦赘皮、高腭弓，先天性指（趾）侧弯及并指（趾）畸形（图 45.1）。神经系统查体见四肢近端轻微力弱（MRC 4+/5 级），其余无异常。

辅助检查

血清肌酸激酶（CK）轻度升高，为 251 IU/L（正常 < 200 IU/L）。血钾水平正常。心电图可见心室二联律、长 QT 间期及 U 波（图 45.2）。针极肌电图未见异常。长时运动试验（McManis 试验）阳性，50 min 复合肌肉动作电位（CMAP）波幅下降 71%（图 45.3）。钠（SCN4A）和钙（CACNA1S）离子通道基因检测未见异常，钾通道（KCNJ2）基因检测发现 R218W 错义突变。

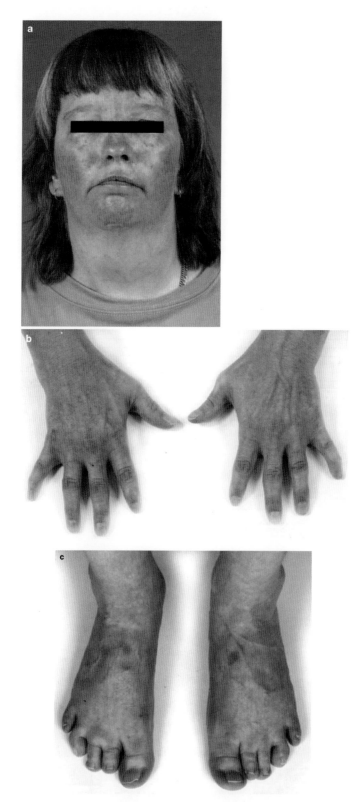

图 45.1　患者外貌。（**a**）面部可见小颌畸形、宽基鼻、低位耳、内眦赘皮。（**b**）手部可见小指弯曲。
（**c**）足部可见第 2、3、4 脚趾的并趾畸形

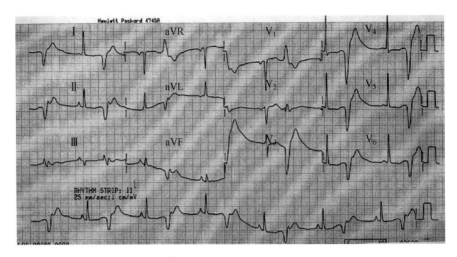

图 45.2　患者心电图，显示心室二联律、长 QT 间期及 U 波

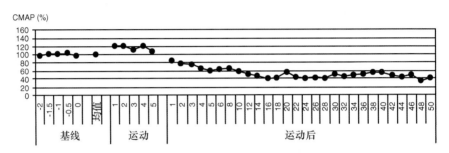

图 45.3　神经电生理检查——长时运动试验：小指展肌活动 5 min 后复合肌肉动作电位（CMAP）在之后 50 min 的波幅变化，可见 CMAP 波幅最大下降 71%

诊断

Andersen-Tawil 综合征（ATS）。

讨论

　　家族遗传性的发作性肢体瘫痪需考虑周期性瘫痪的诊断。出现发作性瘫痪、心律失常和骨骼畸形三联征诊断 Andersen-Tawil 综合征（ATS）的可能性大。发作性瘫痪的其他遗传原因是低钾或高钾性周期性瘫痪，但这些患者通常没有心脏及骨骼或皮肤的受累。ATS 是一种非常罕见的常染色体显性遗传性离子通道病，由内向整流钾通道基因 *KCNJ2* 突变引起。该基因在肌肉、皮肤、心脏、骨骼和大脑中均有表达。患者通常表现为发作性瘫痪、心律失常及骨骼畸形的典型三联征，而轻症患者可仅出现其中一种。由于存在心脏猝死的风险，患者须行心脏相关检查及心律失常监测。频繁发作心律失常的患者应进行抗心律失常治疗。植入式心脏复律除颤器（ICD）–起搏器在预防患者心脏猝死方面的获益尚不清楚，需结合个案具体分析。发作性瘫痪可发生在高钾或低钾状态，患者通常使用乙酰唑胺或双氯非那胺治疗。由于这两种药物都易导致肾结石，患者应定期进行肾超声检查。

参考文献

Raja Rayan DL, Hanna MG. Skeletal muscle channelopathies: nondystrophic myotonias and periodic paralysis. Curr Opin Neurol. 2010;23:466–76.

Rajakulendran S, Tan SV, Hanna MG. Muscle weakness, palpitations and a small chin: the Andersen-Tawil syndrome. Pract Neurol. 2010;10(4):227–31.

病例 46

"回归基础"——别忘记检查背部

Alejandro Horga，Matthew J. Parton
王璐 译 汪伟 校

病史

患者为 46 岁女性，职业为教师，主因缓慢进展的面肌及四肢无力就诊。其出生及早期运动发育均正常。她于 27 岁时首次发现在黑板写字时右臂抬举费力。之后出现吹口哨、微笑和闭目困难。随后出现左上肢近端无力及双侧足下垂。至 40 多岁患者上下楼困难，且偶有摔倒的情况。她佩戴双侧踝足矫形器，由于身体残疾，因病提前退休。病程中从未出现复视或吞咽困难，也没有心肺功能的受累。其一名兄弟从 16 岁起出现类似症状，他们的父亲也有此类表现。

体格检查

神经系统查体可见闭目、闭唇无力，微笑无力，眼球活动正常。颈屈肌力稍差。可见翼状肩胛，双上肢平举费力，右侧较左侧重。双下肢屈髋轻度无力，踝背屈中度无力。双侧腱反射可引出。未见关节挛缩。感觉查体及一般查体未见异常。

辅助检查

血清 CK 水平轻度升高，为 400 ～ 500 IU/L（正常 < 204 IU/L）。心电图和肌电图均未见异常。

基因检测 提取外周血 DNA，应用 p13E11/EcoRI 及 p13E11/EcoR1/Bln1 酶切分别检测到限制性片段长度为 25 kb 和 22 kb，均发现位于 4q35 的 D4Z4 重复序列数减少。其兄弟检测到相同的基因异常。

诊断

面肩肱型肌营养不良（facioscapulohumeral muscular dystrophy，FSHD）。

讨论

FSHD 是继抗肌萎缩蛋白病和强直性肌营养不良之后第三常见的肌营养不良，人群中患病率约为 5/10 万。该病是常染色体显性遗传，10%～30% 的病例是新发突变致病。大多数患者在 30 岁之前出现临床症状，而轻症者可至晚年才确诊，或在亲属确诊后才诊断该病。

FSHD 患者主要表现为不对称性肌无力，累及面肌、肩胛带肌、上臂肌群、脊旁肌及大腿前部肌群。面肌受累的症状通常出现在疾病的早期，但患者通常因手臂不能上举至头顶而就诊。尽管患者间存在显著的临床异质性，仍有特异性的临床表现。靠下位置的面肌（面颊处）无力较面上部肌肉明显。非对称的翼状肩胛非常常见。上肢近端的肱二头肌、肱三头肌最易受累。躯干肌群受累（胸肌萎缩、下腹肌群无力）也较常见。下肢表现为远端为主的无力，常见足下垂。除骨骼肌受累外，40%～60% 的患者出现高频感音神经性耳聋和视网膜血管异常。心脏或呼吸系统受累少见。

一些肌肉疾病可与 FSHD 混淆，如多发性肌炎、肌原纤维肌病、先天性及线粒体肌病、酸性麦芽糖酶缺乏症及肢带型肌营养不良（如 LGMD2A）。然而有些特点有助于 FSHD 区别于其他肌病，如不对称性肌无力和肌萎缩、延髓肌肉不受累及不出现关节挛缩。

该病临床表现多样，病程进展相对较慢。一般不直接影响寿命，约 20% 的患者最终需要依靠轮椅。目前该病的治疗主要为对症治疗。肩胛骨固定术、踝足矫形器和腹部支撑带等有利于改善部分患者的功能。

FSHD 的发病机制尚不清楚，其遗传机制较为复杂。约 95% 患者在染色体 4q35 亚端粒区的 D4Z4 重复序列数减少，出现长度约 3.3 kb 的串联重复序列缺失。正常人群 D4Z4 基因重复单元数为 11～100 个；在 FSHD 患者中，两个 D4Z4 等位基因之一重复单元数 < 11 个。然而，仅有序列缩短并不足以致病。人群中 4q35 区域两个等位基因的 D4Z4 重复序列，根据单体型的不同分为 4A 和 4B，只有 4A 等位基因与 FSHD 相关［有效单倍体（permissive haplotype）；图 46.1］。

FSHD 患者 D4Z4 等位基因的缩短导致染色体结构发生改变，包括 DNA 低甲基化和染色质松散。类似改变可见于部分 D4Z4 重复单元数无明显减少的患者（FSHD2型）。近期的研究表明，FSHD2 型发生在 4 号染色体的有效单倍体，且 8 号染色体 SMCHD1 基因存在杂合突变的个体中（图 46.1）。

目前 FSHD 的分子诊断依赖于 D4Z4 重复序列缩短的检测。该检查相对肌肉活检减少了创伤，对出现临床症状的疑诊患者应作为首选检查。FSHD2 型的分子诊断尚处于研究阶段，目前暂未应用到临床的实验室诊断中。

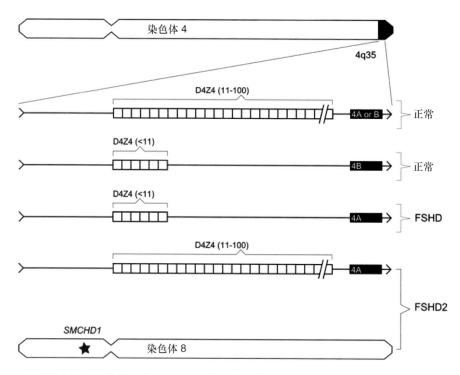

图 46.1 图示面肩肱型肌营养不良（FSHD）的遗传机制。正常人群 4 号染色体 D4Z4 基因重复单元数为 11 ~ 100 个。在 FSHD 患者中，在有效单倍体 4A 的情况下，两个 D4Z4 等位基因之一的重复单元数缩短（1 ~ 10 个重复单元）。然而，发生于无效单倍体 4B 的序列缩短并不致病。相同表型的 FSHD2 没有 D4Z4 等位基因重复单元数缩短，可发生在 4 号染色体的有效单倍体，且 8 号染色体存在 *SMCHD1* 基因杂合突变的个体。

参考文献

Tawil R, van der Maarel SM. Facioscapulohumeral muscular dystrophy. Muscle Nerve. 2006;34:1–15.

病例 47

是时候避免高温等诱因了吗？

Alejandro Horga，Rosaline Quinlivan

王璐 译 汪伟 校

病史

患者为 35 岁男性。在过去 2 年中共发生 3 次发热、流感样症状、严重肌痛和肌红蛋白尿。当时患者分别在印度和巴西的旅途中，在炎热和潮湿环境中不能耐受体力消耗而发病。发病前患者有过量饮酒史。在一次发作中，患者血清肌酸激酶（CK）水平上升到 3850 IU/L（正常 < 204 IU/L）。尽管他在运动后有肌肉长时僵硬的情况，但没有其他不适，没有明确的用药史。患者有全身麻醉的手术史，否认并发症。否认家族中有类似症状的患者及麻醉药物不良反应史。

体格检查

神经系统检查可见轻微的面肌无力和髋内收无力，余未见明显异常。未见肌肉萎缩及水纹样肌肉跳动。

辅助检查

血乳酸为 1.96 mmol/L（正常 < 1.6 mmol/L），轻度升高。其他实验室检查，包括血清肌酸激酶、甲状腺功能、血浆肉碱和酰基肉碱及尿液有机酸水平均未见异常。登革热、疟疾、阿米巴病、弓形虫、布鲁氏菌和肠线虫等感染筛查也无异常。肌肉 MRI 未见明确异常（图 47.1 a）。

肌肉活检 骨骼肌糖原、脂质、酸性磷酸酶、磷酸化酶、腺苷酸脱氨酶染色正常。细胞色素 C 氧化酶（COX）染色可见两型肌纤维的分布（图 47.1 b），在深色（Ⅰ型）和浅色（Ⅱ型）肌纤维中均可见中央区域的淡染。电子显微镜可见部分肌纤维存在一个或多个微小轴空（图 47.1 c，箭头示），以及肌原纤维断裂形成的较大轴空区（图 47.1 d，箭头示）伴 Z 线呈水纹状。

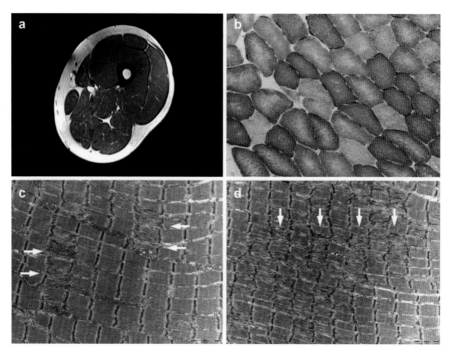

图 47.1 （**a**）肌肉 MRI 未见异常。（**b**）细胞色素 C 氧化酶（COX）染色可见两型肌纤维的分布。（**c**）电子显微镜下部分肌纤维存在一个或多个微小轴空（箭头示）。（**d**）肌原纤维断裂形成较大的轴空区（箭头示）伴 Z 线呈水纹状

　　肌肉线粒体呼吸链酶活性在正常范围。

　　基因检测　未检测到线粒体基因点突变和大片段重组。*RYR1* 基因的序列分析示 28 号外显子发生杂合错义突变（p.Lys1393Arg），且以往曾有该位点突变导致恶性高热（malignant hyperthermia，MH）的报道。此外还检测到一处致病性不确定的序列变异。患者父亲携带了上述两处突变。

诊断

RYR1 基因突变相关的高温或运动后横纹肌溶解症。

讨论

　　横纹肌溶解症的病因十分复杂，常见获得性病因有创伤、缺血、毒物致骨骼肌损伤、感染、电解质及内分泌紊乱。在横纹肌溶解反复发作的患者中，遗传性肌病也是一类重要的病因，如糖类和脂质代谢性疾病、线粒体肌病、先天性肌病、肌营养不良及恶性高热。本例患者骨骼肌活检出现中央轴空样改变，支持 *RYR1* 基因突变。

　　恶性高热（MH）是在诱发药物（挥发性麻醉药和去极化肌松药）的影响下，通

过兰尼碱受体（RyR）触发肌浆网钙释放，导致肌肉挛缩、持续高代谢状态的骨骼肌疾病。临床表现为高热、高碳酸血症、酸中毒、心动过速、骨骼肌僵直、横纹肌溶解、高钾血症及肌红蛋白尿，通常发生于全身麻醉中或麻醉后短时间内，严重者可致患者死亡。

MH 为常染色体显性遗传，70% ～ 80% 由 *RYR1* 基因突变导致，该基因编码骨骼肌兰尼碱受体。值得注意的是，*RYR1* 基因的突变也可导致先天性肌病中的中央轴空病，与 MH 为等位基因疾病。中央轴空病患者易患 MH，正如本例患者，这类患者肌肉活检可见显著的轴空现象。

CACNA1S 基因也是 MH 的致病基因，另外 3 个与 MH 有关的基因位点也已经被发现。这一遗传异质性使得在诊断该病时需要结合功能检查技术，即体外挛缩试验（in vitro contracture test，IVCT）：体外评估活检肌肉接触咖啡因和氟烷发生的挛缩反应。尤其在基因检查无阳性发现的患者，应行 IVCT 检查。

越来越多的证据表明，MH、中暑（heat stroke，HS）和运动诱发性横纹肌溶解症（exercise-induced rhabdomyolysis，ER）之间存在关联。既往有研究报道了身体过劳或环境炎热诱发的 MH 样发作病例。此外，部分 HS 或 ER 患者 IVCT 存在异常。近期有研究在有或无高温暴露的孤立性或复发性运动诱发性横纹肌溶解症患者中，发现 *RYR1* 基因突变且 IVCT 异常。

部分中暑或运动诱发性横纹肌溶解症的患者似乎更易发生 MH。从现有证据看，尚不能对此类患者是否需要 MH 筛查做出明确的建议。然而，当患者出现不明原因或反复发生的 ER 或 HS，在低强度运动的情况下出现 ER 发作，或持续性 CK 升高时，可能需要考虑行 MH 筛查。

致谢　我们感谢 Rahul Phadke 博士和 Janice Holton 博士在病理方面的帮助。

参考文献

Muldoon S, Deuster P, Voelkel M, Capacchione J, Bunger R. Exertional heat illness, exertional rhabdomyolysis, and malignant hyperthermia: is there a link? Curr Sports Med Rep. 2008;7:74–80.

病例 48

探寻病因，救助患者

Alejandro Horga，Rosaline Quinlivan

王璐 译 汪伟 校

病史

患者为 44 岁男性。主因缓慢进展的近端肢体无力就诊。自幼运动发育正常，儿童期跑步和运动正常。10 岁起他经常跌倒。至 25 岁时患者不能跑步，但能上楼梯。16 年后他无法独自行走。其两个兄弟姐妹有类似症状，在儿童期或青春早期发病。其母亲、外祖父和母亲方的两个亲戚也有症状。家族中所有患者均无心脏或呼吸系统受累。

体格检查

双上肢可见毛发角化，胸部有瘢痕疙瘩。患者需扶物站立，有明显的腰椎前凸。未见面肌无力或眼肌麻痹。颈屈、颈伸肌力稍差。左侧可见轻度的翼状肩胛，双上肢肌肉萎缩，无力症状近端重于远端。指长屈肌及左肘部出现明显的屈曲挛缩。双下肢近端严重无力和肌肉萎缩。其腓肠肌肥大，远端肌力正常。其余查体未见明显异常。

辅助检查

血清肌酸激酶（CK）水平轻度升高 422 IU/L（正常 < 204 IU/L）。肌电图（下肢近端肌肉）示运动单位动作电位（motor unit action potentials，MUAP）波幅降低、多相波增多。超声心动图及心电图未见异常。

骨骼肌 MRI 大部分大腿肌肉脂肪化，缝匠肌和股薄肌相对保留（图 48.1a，箭头示），股直肌中央区可见异常信号（图 48.1 a，星号）。小腿肌肉受累较轻，比目鱼肌和腓肠肌内侧头之间边缘可见 T1 高信号（图 48.1 b，箭头示）。

肌肉活检 H&E 染色可见肌纤维萎缩和肥大、核内移、弥漫性肌内膜纤维化伴局部脂肪浸润等显著的肌病改变（图 48.1 c）。免疫荧光染色同时标记胶原 VI（标记为绿

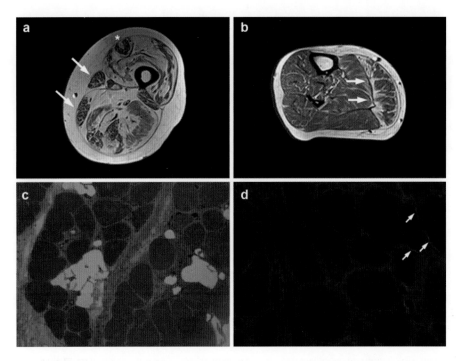

图 48.1　（a）骨骼肌 MRI 显示大部分大腿肌肉脂肪化，缝匠肌和股薄肌相对保留（箭头示），股直肌中央区可见异常信号（星号）。（b）小腿肌肉受累较轻，比目鱼肌和腓肠肌内侧头之间边缘可见 T1 高信号（箭头示）。（c）H&E 染色可见肌纤维萎缩、肥大，核内移，弥漫性肌内膜纤维化伴局部脂肪浸润。（d）免疫荧光染色同时标记胶原Ⅵ（绿色）及基底膜蛋白多糖（红色），可见大多数纤维基底膜处的胶原Ⅵ明显减少，并在肌内膜和肌束膜沉积过多；在一些纤维上可见残存胶原Ⅵ（复合黄色，箭头示）

色）及基底膜蛋白多糖（标记为红色），可见大多数纤维基底膜处的胶原Ⅵ明显减少，并在肌内膜和肌束膜沉积过多（图 48.1 d）。在一些纤维上可见残存胶原Ⅵ（复合黄色，箭头示）。肌膜与肌纤维核免疫染色未见其他异常。

基因检测　*LMNA* 和 *FHL1* 基因检测未见异常突变。胶原Ⅵ基因的序列分析发现 *COL6A1* 和 *COL6A2* 中两个未报道的突变（分别为 c.588＋19dupC 和 c.1572＋3G ＞ A）。

诊断

Bethlem 肌病（Bethlemmyopathy，BM）。

讨论

多数肌病患者可出现继发性肌肉挛缩，早发且显著的挛缩是 Emery-Dreifuss 肌营养不良（Emery-Dreifuss muscular dystrophy，EDMD）和胶原Ⅵ相关肌病的标志性特征。

胶原Ⅵ相关疾病谱系包括：早发的临床症状严重的 Ullrich 先天性肌营养不良（Ullrich congenital muscular dystrophy，UCMD），及相对晚发的临床症状较轻的 BM。本例患者伴皮肤异常，心脏不受累，结合骨骼肌 MRI 表现，符合 BM 的诊断，其骨骼肌病理和基因检测进一步明确了诊断。

胶原Ⅵ是细胞外基质中普遍存在的微纤维成分。骨骼肌中，由它形成一个微纤维网连接基底膜和间质胶原纤维。胶原Ⅵ分子由三个不同基因（21q22.3 上的 *COL6A1* 和 *COL6A2*，2q37 上的 *COL6A3*）编码的三条肽链（α1、α2 和 α3）组装而成。

UCMD 为常染色体隐性遗传或新发显性突变。患者自出生或婴儿早期出现肌张力减退、肌肉无力、运动发育迟缓、近端关节挛缩和远端关节过度松弛。呼吸功能下降，需要无创通气。部分患者在 20 岁前发生脊柱侧弯，丧失独立行走能力。

BM 是常染色体显性遗传状态。其临床特征是肢体近端无力和关节挛缩，常影响指长屈肌、肘关节和踝关节。胎儿期至成年均可发病。该病症状相对较轻且进展缓慢，但超过 2/3 的 50 岁及以上患者需要辅助行走，可能发生呼吸障碍。

在 UCMD 和 BM 患者中，均可出现毛发角化过度、异常瘢痕等皮肤损害。血清 CK 水平正常或轻度升高。与 EDMD 相比，心脏受累不常见。骨骼肌病理可见肌病或肌营养不良样改变，胶原Ⅵ免疫染色通常在 BM 中正常，在 UCMD 中明显减少或缺失。

骨骼肌 MRI 是鉴别该病与其他肌病的辅助手段。BM 患者骨骼肌 MRI 常见股直肌中央区和股四头肌周围区受累。在 UCMD 中，MRI 显示大腿肌肉弥漫性受累，缝匠肌、股薄肌和长收肌相对较少累及。有时受累肌群之间可能有重叠。在小腿 MRI 中，比目鱼肌和腓肠肌间边缘的损害在 BM 和 UCMD 中均可见。

致谢 我们感谢 Rahul Phadke 博士在病理方面提供的帮助。

参考文献

Bönnemann CG. The collagen VI-related myopathies: muscle meets its matrix. Nat Rev Neurol. 2011;7:379–90.

Alejandro Horga，Rosaline Quinlivan

李颖 译　汪伟 校

病例 49

神经肌肉接头功能障碍并不都是肌无力

病史

一个 39 岁男性患者主因慢性进展的全身力弱就诊。既往曾出现新生儿期肌张力减低及婴儿期运动发育延迟。母亲家庭中出现过男性新生儿因为肌张力低及肌无力死亡。患者儿童期正常，可进行多种运动。在 30 多岁开始逐渐出现缓慢进展的双上肢无力，下肢活动也有较轻受累。否认吞咽困难及呼吸障碍。无复视，双侧白内障，40 多岁时行手术治疗。

体格检查

轻度的非疲劳性上睑下垂、眼外肌麻痹和面肌力弱。高腭弓。颈屈和颈伸均力弱。上肢查体可见肩带肌萎缩，肩外展轻度力弱。远端肌力正常。双下肢未见肌肉无力及萎缩。肢体无力未见疲劳现象。双侧腕伸肌、指屈肌、股四头肌和腘绳肌挛缩。无脊柱强直。余查体正常。

辅助检查

血肌酸激酶（CK）水平轻度升高，为 411 IU/L（正常 < 204 U/L）。抗 AChR 和抗 MuSK 抗体阴性。其他实验室检查（包括甲状腺功能）正常。心脏检查未见特殊。

神经电生理检查 感觉神经传导检查提示除下肢可能因凹陷性水肿引起 SNAP 波幅减低（腓肠神经 2 μV，腓浅神经 2 μV）外，余神经 SNAP 波幅和传导速度均正常。运动神经传导检查提示正中神经、尺神经及胫神经 CMAP 波幅正常，传导速度在正常低限。副神经重复频率电刺激（RNS）3 Hz 可记录到斜方肌出现小波幅的 CMAP（负相波峰）0.9 mV，静息时这个反应衰减 16%（图 49.1 a），在短暂的运动后（10 s）恢复到 6%，长时间活动（60 s）恢复到 12%。常规针极肌电图近端肌肉出现低波幅、短时限多相 MUAP 伴早期募集（图 49.1 b，肱二头肌）。

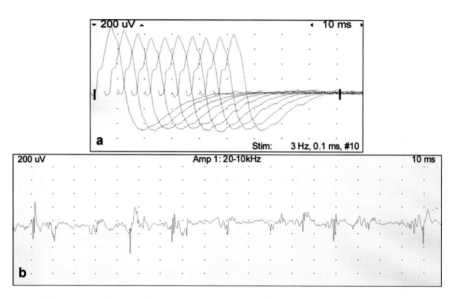

图 49.1 （a）副神经重复频率电刺激（RNS）3 Hz 可记录到斜方肌出现小波幅的 CMAP（基线至负峰）0.9 mV，休息时这个反应衰减 16%。（b）常规针极肌电图近端肌肉出现低波幅、短时限多相 MUAP 伴早期募集（图中为肱二头肌）

肌肉活检　婴儿期进行了肌肉活检，提示为中央核肌病，但患者未提供切片参考。

基因检测　*MTM1* 基因测序分析发现 4 号外显子出现既往报道过的杂合错义突变（p.Leu70Phe）。

诊断

X 连锁肌管性肌病。

讨论

结合患者慢性双侧眼肌麻痹和肢体力弱，需要考虑到神经肌肉接头疾病以及一些肌病，如线粒体肌病、眼咽型肌营养不良、眼咽远端型肌病和先天性肌病（如中央核肌病和多微小轴空疾病）。该病例的临床表现、实验室检查和肌电图结果符合先天起病的慢性肌病。考虑到重复频率电刺激的递减反应，需要考虑先天性肌无力综合征。但是之前的肌肉活检提示中央核肌病，也经过基因证实。神经肌肉接头的传导缺陷在一些先天性肌病患者中逐渐被认识，同时可能对治疗有反应。

中央核肌病是一组病理定义的先天性疾病，主要特点是伴有中央核的小肌纤维比例增加。主要分为 3 类：*X* 连锁隐性遗传、常染色体显性遗传和常染色体隐性遗传，分别由 *MTM1*、*DNM2* 和 *BIN1* 或 *RYR1* 基因突变导致。

X 连锁中央核或肌管性肌病（X-linked centronuclear or myotubular myopathy，XLMTM）主要表现为男性患者在出生时出现全身肌张力减退及力弱，通常伴有呼吸衰竭和吸吮或吞咽障碍。受累的婴儿通常具有肌病面容和眼外肌麻痹，而眼外肌麻痹在其他类型新生儿起病的先天性肌病中并不常见。其他表现包括：头围大，身高长，隐睾和关节挛缩。多数病例患儿于出生 1 个月内死亡。部分患儿可活到青少年期甚至更久，但是通常需要呼吸机辅助通气。肌病通常为非进展性，但是会出现肌病相关并发症（如脊柱侧弯、牙齿咬合不正或近视）。轻型患者缓慢进展或晚发力弱，存活更长时间亦有报道，就像本例患者。

XLMTM 患者的 *MTM1* 基因（Xq28）已报道有 200 多种不同的突变。这些突变遍布整个编码区，导致功能缺失或等位基因失效。它的基因产物肌管蛋白 1，是一种被广泛表达的磷酸肌醇 3- 磷酸酶，可能在胞吞途径具有重要的作用。最近关于 *MTM1* 基因敲除小鼠的研究提示，缺乏肌管蛋白 1 导致骨骼肌三联管结构缺陷和钙离子从肌浆网释放异常。

致谢　我们感谢 Lokesh Wijesekera 博士和 Martin Koltzenburg 教授允许我们使用他们在神经电生理方面的研究结果和示意图。

参考文献

Pierson CR, Tomczak K, Agrawal P, Moghadaszadeh B, Beggs AH. X-linked myotubular and centronuclear myopathies. J Neuropathol Exp Neurol. 2005;64:555–64.

病例 50
一种导致男性患者出现肢体无力的疾病

Chris Turner, Umesh Vivekananda
李颖 译 汪伟 校

病史

患者为 19 岁男孩,主因慢性进行性肢体无力伴肘关节畸形就诊。他出生正常,喂养及呼吸正常。1 岁时他的父母发现他不能独立支撑头部。此后患者运动发育及认知水平达到正常。4 岁时,他跑步很慢,很容易绊倒和摔倒。之后运动能力差,在 12 岁时停止体育活动。他在行走和手臂用力时出现进行性疲劳。同时发现肘部活动受限。吞咽和呼吸正常,没有夜间低通气的表现。没有脊柱后侧凸,总体上症状趋于稳定,这些年有轻微进展。

超声心动图没有心肌病的证据,心电图未见传导阻滞。

他有 2 个兄弟,无症状,他的母亲有轻微的上肢力弱。他的外祖爷有类似的临床表现。

检查

脑神经检查提示轻度对称性面肌力弱。他上肢和下肢远端(膝以下)出现肌肉萎缩。双侧肱二头肌力弱 MRC 4/5 级。双侧肘部的提携角减小为 140°,肱二头肌挛缩。余上肢肌力正常。下肢肌力保留,足跟及足尖走路正常。双臂交叉后蹲下站起正常。腱反射正常引出,感觉查体正常。其他一般查体正常。肺功能测试提示第 1 秒用力呼气量(FEV1)3.58 L,用力肺活量(FVC)3.76 L。肌酸激酶(CK)792 IU/L(正常 < 240 IU/L)。

基因检查 *emerin* 基因 6 号外显子出现 c.705_722del18 缺失。

诊断

X 连锁 Emery-Dreifuss 肌营养不良（EDMD）。

讨论

Emery-Dreifuss 肌营养不良于 1966 年首先报道，表现为儿童早期的神经肌肉疾病。EDMD 病程进展缓慢，与 Duchenne 肌营养不良相比更偏良性。早期失去行走能力很少见。临床表型主要有三种特征性表现：第一，在临床上出现明显力弱之前，通常早期出现跟腱挛缩、肘和（或）后颈部肌肉挛缩；第二，疾病早期出现缓慢进展的肱腓分布区的肌肉萎缩和无力，后期无力可延伸到肢带肌群的近端；第三，扩张型心肌病，通常表现为心脏传导异常，如窦性心动过缓、PR 间期延长或者完全心脏传导阻滞。这可能需要心脏起搏器植入。心电图上出现心房瘫痪伴 P 波消失提示需排除此种肌营养不良。心脏疾病的证据通常出现于 30 岁之前，随着肌无力的进展会更加明显。严重的心脏表现可以独立出现而不伴有肌无力症状，也是看似健康的年轻患者猝死的可能因素。

Emerin 相关的 EDMD 为位于 Xq28 的 *STA* 基因突变导致的 X 连锁隐性遗传病，该基因主要编码核膜蛋白 Emerin。几乎在所有的病例中，Emerin 在肌肉活检分析中都完全缺失。女性携带者的皮肤成纤维细胞免疫组织化学染色可见 Emerin 斑片样表达，因此提供了一个此类患者有效的确认方法。

常染色体显性遗传的 EDMD 与 X 连锁的患者相比可表现为更严重的临床表现，但是两代间的变异很明显。它由 1q21 上的 *LMNA* 基因突变导致。这个基因编码核纤层蛋白（lamin）A 和 C，它们是一个纤维层，组成部分核膜，位于核膜内侧的核浆区。诊断常染色体显性遗传的 Emery-Dreifuss 肌营养不良只能由基因突变检测而不能通过肌肉蛋白研究来确定。还有一种罕见的更加严重的常染色体隐性遗传形式的 EDMD，也可由 *LMNA* 基因突变导致，以及其他基因（如 *FHL1*）突变导致的其他形式 EDMD。

神经肌肉疾病患者出现早期明显的关节挛缩要考虑 EDMD 的诊断。突出的心脏表现需要更早地考虑到家族成员的基因检测和心脏筛查。

参考文献

Emery AEH. The muscular dystrophies. Lancet. 2002;359:687–95.

Emery AEH, Dreifuss FE. Unusual type of benign X-linked muscular dystrophy. J Neurol Neurosurg Psychiatry. 1966;29:338–42.

Helbing-Leclerc A, Bonne G, Schwartz K. Emery-Dreifuss muscular dystrophy. Eur J Hum Gene. 2002;10:157–61.

Yohanka S, Vytopil M, Bednarik J. A mutation in the X-linked Emery-Dreifuss muscular dystrophy gene in a patient affected with a conduction cardiomyopathy. Neuromuscul Disord. 2001;11:411–3.